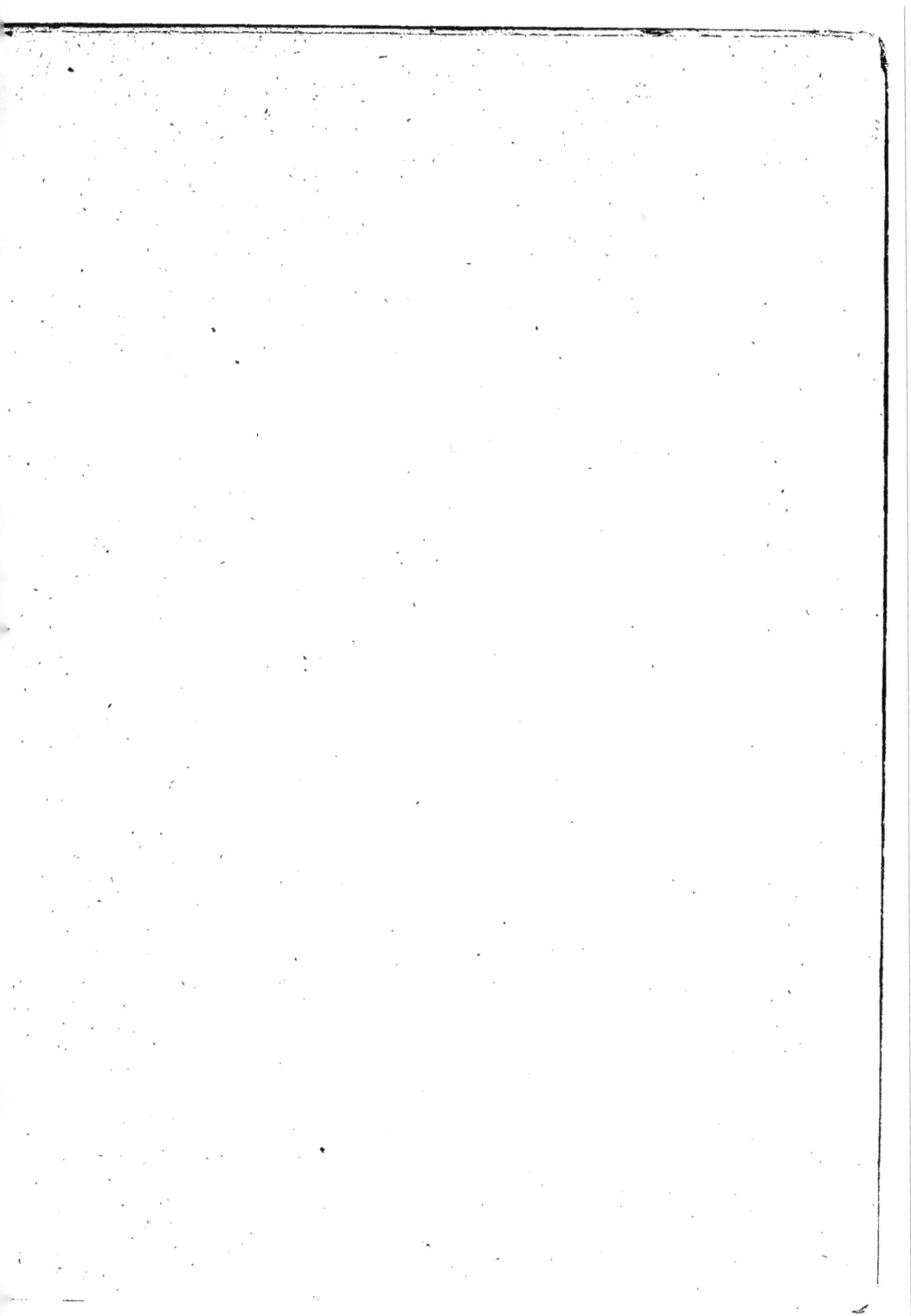

RECHERCHES

SUR

LA MELANCHOLIE,

PAR M. ANDRY.

Extrait des Registres de la Société royale de Médecine,
années 1782-1783.

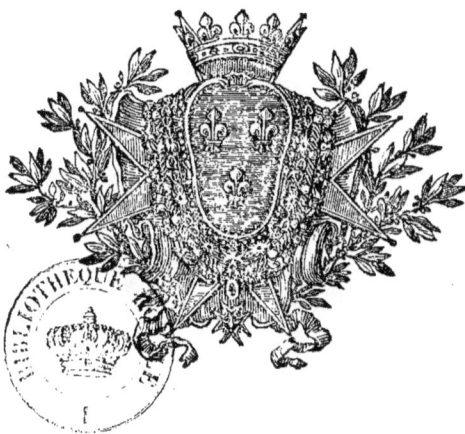

A PARIS,

DE L'IMPRIMERIE DE MONSIEUR.

M. DCC. LXXXV.

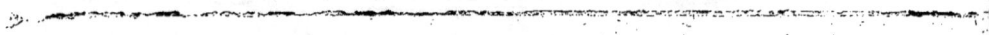

RECHERCHES

SUR

LA MÉLANCHOLIE,

Par M. ANDRY.

LA maladie la plus commune & la plus négligée, eſt ſans contredit la mélancholie : je dis la plus commune, car il n'y a aucun homme qui ne puiſſe devenir mélancholique. Plus il eſt heureux, plus il eſt peut-être près de cette maladie (1). D'ailleurs elle accompagne toutes les affections chroniques ; enſorte qu'elles ne ſont elles - mêmes que différens ſymptômes de la mélancholie. La manière peu attentive avec laquelle on la traite dans ſes commencemens, & la manière bruſque que l'on emploie lorſqu'elle eſt confirmée, m'ont engagé à examiner avec ſoin ce que l'on devroit faire dans ſes diverſes époques, pour guérir les perſonnes qui en ſont affligées. Je n'ignore pas que pluſieurs médecins illuſtres, & en particulier MM. Van-Swieten & Lorry, ont traité au long de cet objet ; mais leurs ouvrages étant écrits en latin, ne ſont pas à la portée d'un grand nombre de perſonnes.

Le mot *mélancholie* ſe prend en pluſieurs ſens, & a pluſieurs ſignifications en médecine. Quelquefois il ſignifie le

---

(1).... *Quoniam medio de fonte leporum
Surgit amari aliquid quod in ipſis floribus angat.*
Lucret. lib. IV, v. 1126.

Rien de plus agité que la proſpérité :

elle eſt toujours accompagnée de ſoucis ; elle ſe tourmente, elle trouble les eſprits de mille manières ; elle allume dans les cœurs mille deſirs : elle excite l'un à l'ambition, & l'autre à la débauche.
Séneque, Lett. 36e.

A

tempérament mélancholique; d'autres fois l'hypocondria-
cifme, la folie, la manie (2).

Généralement on entend par mélancholie, ou l'humeur
mélancholique (3), ou une maladie qu'on peut regarder
comme un délire long, opiniâtre, fans fièvre, pendant lequel
le malade eft prefque toujours occupé d'une feule & même
penfée, qui le fait délirer, quoiqu'il raifonne d'une manière jufte fur toutes les autres (4). Il arrive cependant quelquefois que le malade délire fur plufieurs idées (5).

L'humeur mélancholique eft une humeur noire, pefante,
tenace (6). Les anciens, fous le nom de mélancholie, ad-
mettoient une humeur qui entroit dans la compofition de
la maffe du fang; ils en faifoient la quatrième, qui fervoit
à nourrir le corps humain & à aider la digeftion de l'eftomac : ils l'appeloient un fuc noir, & lui donnoient pour
fiége la rate. De la même manière la bile avoit le foie pour
département; la lymphe fe féparoit dans les veines, & le
fang dans les artères. Ce qui a fait regarder cette doctrine
comme vraie aux anciens médecins Grecs & Arabes, c'eft
parce que, lorfque le fang fe refroidit, il s'en fépare une
férofité jaune; c'eft parce qu'on apperçoit auffi quelquefois
une fubftance blanchâtre, tenace, concrète, adhérente à la
fuperficie : & que la partie de ce qu'on appelle *infula*, quand
elle eft expofée à l'air, devient rouge, tandis que celle de
deffous refte noire (7).

Ayant auffi obfervé que le vifcère le plus noir étoit la
rate, ils mettoient le fiége de la mélancholie dans cette partie; & comme ils la croyoient une humeur naturelle & nour-

---

(2) *Nihil aliud eft mania, quàm me-*
lancholia ad majorem gradum evecta, ità
ut propter tam arctam connexionem, facil-
limè ex uno morbo in alterum fiat tranfitus.
Alex. Trallian.

(3) *Sanguinis craffamentum, ater fan-*
guis, de Rufus d'Ephèfe, *de appar. part.*
l. 1, c. 36. *Sanguis niger, fæx fanguinis,*

de Duret, *in Coac.* 206.

(4) Arétée, Boerhaave, Van-Swieten.
(5) Bayle, article *Tulenus.*
(6) *Non habet characteres bilis atræ;*
non eft acris, erodens, terram fermentans.
Duret.

(7) Van-Swieten.

ricière du corps, ils plaçoient fon origine dès le moment de la génération; de-là ils établirent un tempérament mélancholique.

Les médecins ont reconnu pour fignes du tempérament mélancholique les fuivans : 1°. les cheveux font noirs, épais & en abondance : 2°. le corps eft maigre, endurci & noirâtre (8) : 3°. les mouvemens font lents : 4°. les excrétions font épaiffes, noirâtres ; les excrémens font durs : 5°. le pouls eft lent & petit : 6°. les mélancholiques font conftans (9), pénétrans, intelligens, prudens, taciturnes, & gardent long-temps le fouvenir d'une offenfe.

Jufqu'au feizième fiècle on regarda comme vraie la doctrine des anciens ; mais les chimiftes & les mathématiciens ayant introduit leurs principes dans la médecine, on fe convainquit par plufieurs expériences que les idées des anciens étoient en partie imaginaires : on alla même trop loin ; on les rejeta tout-à-fait (10).

On s'affura que plufieurs humeurs de notre corps paroiffoient noires, fans qu'on pût les regarder comme une humeur mélancholique. Tel eft le méconium, que tous les enfans évacuent en venant au monde, dès qu'ils commencent à refpirer. Les excrémens des habitans des pays chauds font prefque toujours noirs. Certains alimens, tels que la chair de cerf, de bufle, de lièvre, &c. les efcargots, les lentilles, le vin chargé en couleur, produifent des excrément noirâtres. Les eaux ferrugineufes & vitrioliques, certains purgatifs, tels que le féné, l'épithym, la caffe, donnent auffi une teinte noire aux excrémens. On vomit dans la meilleure fanté, fur-tout après de violens exercices, des matières noires, mais ces matières ne doivent pas leur noirceur à l'humeur mélancholique.

---

(8) *Molles, candidi & obefi, non habent humorem melancholicum.* Galen. lib. 3, *de locis affect.* c. 6.
(9) *Integritatis & conftantiæ erit author*

humor melancholicus. Galen. lib. 6, *de Naturá hum.*
(10) Van-Swieten.

A ij

Ces phénomènes, vus fans réflexion, donnèrent fouvent lieu à des terreurs paniques, ceux qui rendoient ces matières noires s'imaginant être malades, quoiqu'ils fuffent dans l'état de fanté le plus parfait.

Du tempérament mélancholique.

Le tempérament mélancholique eft ou accidentel, ou naturel, & provenant des principes mêmes de la généra-tion : ainfi un homme né avec un tempérament fanguin, colérique ou flegmatique, peut devenir mélancholique par les caufes que je détaillerai ci-deffous, caufes qui font non-feulement capables de produire ce tempérament, mais en-core toutes les différentes fortes de mélancholies.

Tant qu'une perfonne douée du tempérament connu par les fignes que je viens d'énoncer, peut agir avec gaieté & liberté, & s'acquitter de toutes fes fonctions fans aucune gêne, elle peut être regardée comme en fanté. Mais lorfque cette difpofition naturelle eft altérée, alors il y a maladie. Cet état morbifique eft attribué par les médecins à une hu-meur noire, luifante, tenace, pefante, tantôt acide & rance, tantôt fi putride qu'elle devient liquide, âcre & rongeante. Avant d'en examiner la nature & les effets, je penfe qu'il faut dire un mot de la nature du fang, principe de toutes les humeurs; & de quelques expériences faites fur ce fluide.

De la nature du fang, & de quelques expériences faites fur ce fluide.

Le fang diffère fuivant l'âge, le fexe, le tempérament & l'état de fanté ou de maladie de chaque individu; ainfi il eft plus ou moins pituiteux, coloré, épais, falé, âcre, doux. Tant qu'il conferve fa chaleur & qu'il eft en mouve-ment, il refte fluide & rouge; mais lorfqu'il eft en repos, il fe coagule, & la maffe qui en réfulte fe décompofe & fe fépare en deux parties, l'une rouge, qui refte concrète jufqu'à ce qu'elle s'altère ; l'autre fluide, qui eſt d'un jaune ver-dâtre, & que l'on appelle le *ſerum*. Si on lave la maſſe con-crète, on en retire la partie rouge, & il reſte une ſubſtance blanche & conſiſtante, à laquelle on a donné le nom de partie fibreuſe. M. Joſſe, célèbre pharmacien de cette ville, a auſſi apperçu dans le ſang une ſubſtance ſébacée, placée ſous le ſerum : elle ſe ſépare du caillot au bout de quelques jours.

Le ſang uni aux alkalis devient plus fluide par le repos : les acides & l'eſprit-de-vin le coagulent.

Expoſé à une chaleur douce & long-temps continuée, il paſſe à la fermentation putride. Si on le diſtille au bain-marie, il donne un flegme d'une odeur fade, qui n'eſt ni acide ni alkalin, & qui paſſe facilement à la putréfaction, à l'aide d'une ſubſtance animale qui y eſt diſſoute. Le ſang échauffé plus fortement, ſe coagule & ſe deſſèche peu à peu ; il perd les ſept huitièmes de ſon poids, & fait efferveſcence avec les acides. Le ſang deſſéché, ſi on l'expoſe à l'air, en attire légèrement l'humidité ; il s'y forme, dans l'eſpace de quelques mois, une effloreſcence ſaline, que M. Rouelle le jeune a reconnue pour être de l'alkali minéral (11).

Qu'on mette, au printemps, parties égales d'eau dans un vaſe découvert, & de ſang humain dans un autre vaſe de la même hauteur & largeur, l'un & l'autre placés au ſoleil pendant un temps égal, il s'évaporera deux parties de ſang ſur une partie d'eau.

Diſtillé à feu nu, le ſang donne un flegme alkalin, une huile légère, une huile colorée & peſante, enfin de l'alkali volatil concret : il reſte dans la cornue un charbon très-dif-ficile à incinérer, dans lequel on trouve du ſel marin, de l'alkali minéral crayeux, du fer, & une matière qu'on a re-

---

(11) Voyez dans le Journal de Méde-cine, juillet 1773, p. 68, les expériences de M. Rouelle, ſur le ſel qu'on trouve dans le ſang de l'homme & des animaux, ainſi que dans l'eau des hydropiques. Voyez auſſi dans le même volume, p. 547, la réponſe du même auteur à la lettre de M. Desbois de Rochefort.

gardée comme terreufe, mais qui n'eft pas encore connue.

Malgré toutes ces recherches, M. de Fourcroy notre confrère, dit qu'il s'en faut bien que toutes les propriétés chimiques du fang foient connues. On ne fait pas encore, dit ce célèbre chimifte, quelle différence il y a entre la férofité & la partie fibreufe (12).

On n'a point examiné le fang dans tous fes états, & furtout dans différentes maladies où ce fluide éprouve des altérations confidérables.

Toutes les expériences tentées fur cet objet ayant paru à la plupart des médecins peu fatisfaifantes, Théophile de Bordeu propofa quelques idées fur la compofition des humeurs animales (13).

Ce favant médecin regarde le fang comme une efpèce de chair coulante, qui contient une certaine quantité de toutes les humeurs de notre corps, une partie colorante qui fe travaille dans les entrailles, & une portion d'air. Il prouve cette opinion par des faits de pratique & des obfervations faites au lit des malades : il fait voir qu'elle étoit adoptée par les anciens, qui, fous quelques rapports, avoient mieux connu que les modernes la compofition du fang & des humeurs.

Des effets de la mélancholie fur le corps, ou des fignes de la mélancholie.

Symptômes du premier état.

Les fymptômes du premier état de cette maladie, font la pâleur du vifage, la pefanteur de tout le corps, la pareffe dans toutes les actions, foit animales, foit vitales. Il paroît quelquefois fur la peau des taches connues fous le

---

(12) Voyez l'Analyfe du Sang, dans les Leçons élémentaires d'Hiftoire naturelle & de Chimie de M. de Fourcroy, t. II. Voyez auffi les ouvrages récens de MM.

Prieftley, Ingen-Houfz & la Métherie.
(13) Voyez l'Analyfe médicinale du fang, dans les Recherches fur les maladies chroniques.

nom de *vibices ;* d'autres fois la poitrine & différentes parties du corps offrent des taches purpurines.

Rarement ces malades ont de l'appétit ; mais s'ils fe mettent à manger, ils le font avec avidité (14). Leur ventre n'eſt jamais libre : ils font tourmentés d'hémorrhoïdes, ou fujets à d'autres hémorrhagies. Dans ce premier état, ils peuvent encore agir avec une forte d'aifance & de fatisfaction ; c'eſt pourquoi ils ne fe regardent pas comme malades.

Symptômes du fecond état.

Les caufes ci-deſſus mentionnées exiſtant les mêmes, les fymptômes augmentent peu à peu ; la maſſe du fang s'épaiſſit de plus en plus, en perdant une plus grande quantité de fa partie féreufe : toutes les humeurs deviennent plus âcres, plus falées, plus glutineufes. Alors les malades fentent des deux côtés, fous les fauſſes-côtes, un poids confidérable, accompagné de chaleur brûlante, d'anxiété, de difficulté de refpirer, qui eſt plus grande après le repas. Jamais l'eſtomac ne digère parfaitement ; les alimens reſtent très long-temps dans ce vifcère, &, felon leur nature, y acquièrent une qualité, tantôt acide, tantôt putride. Ce fymptôme eſt le plus difficile à détruire (15). L'eſtomac refte gonflé pendant plufieurs heures ; les malades éprouvent une

---

(14) Voyez Van-Swieten.

(15) Le favant Needham éprouva ce fymptôme mélancholique dans le temps qu'il travailloit à un ouvrage fur la métaphyfique. Il en écrivit, en 1768, à M. le docteur Sanchez fon ami, qui lui-même avoit éprouvé tous les accidens de la mélancholie dans fa jeuneſſe. Il lui marque que le foulagement le plus prompt & le plus efficace qu'il avoit éprouvé, avoit été de manger toutes les heures, dans la matinée, deux huîtres fraîches ; que par ce moyen il calmoit le fpafme, l'ardeur & les vents dont fon eſtomac étoit cruelle-

ment tourmenté.

On doit regarder ce fait comme particulier ; car pour le régime des mélancholiques, il n'y a pas de règles abfolues : l'un eſt fouvent incommodé de ce qui fait du bien à un autre. Il faut, fur cet objet, condefcendre aux goûts des malades, fe prêter aux caprices de leur eſtomac, & fuivre dans ce cas le précepte d'Hippocrate, qui veut que l'on préfère le mets le plus agréable, quoiqu'il ne foit pas le meilleur. L'inſtinct du malade le porte fouvent à choifir ce qui lui convient le mieux.

douleur vive au cardia; ils font tourmentés d'une foif ardente, produite ou par le défaut de la partie favonneufe de la bile, ou par des pierres qui font dans le canal cholédoque : ils rendent par la bouche une quantité prodigieufe de vents, qui font acides comme le vinaigre, ou qui ont un goût de pourriture femblable à celui d'œufs corrompus. S'ils reftent fans manger, ils éprouvent des borborygmes : quelquefois ils tombent en défaillance. Ils touffent & rendent beaucoup de falive par la bouche : cette toux reffemble à celle des vieillards dont parle Sydenham, & que ce médecin guériffoit en donnant des roborans. Après le repas leur vifage eft rouge & enflammé : ils entendent continuellement des bruits différens dans les oreilles, tantôt femblables au fon des cloches, tantôt au cours d'une rivière : ils s'imaginent voir voltiger dans l'air des points noirs, des objets de forme différente ; & leur vue eft moins perçante qu'à l'ordinaire. Ils ont toujours le ventre ferré. Quelquefois ils font accablés par le fommeil ; d'autres fois ils paffent plufieurs nuits fans dormir. Rarement ils font tourmentés de douleurs de tête, mais ils éprouvent une douleur plus fenfible, plus défagréable : il leur femble qu'on leur arrache la peau & les cheveux de la tête ; ils ont en même temps une douleur accablante, ou dans les reins, ou fous l'hypocondre droit. Ils éprouvent à la nuque une fenfation de froid très-vive, ou une chaleur auffi brûlante que celle d'un fer rouge. Souvent ils ont des vertiges, fur-tout s'ils font à jeun, & des défaillances fi fortes, qu'il leur femble qu'ils vont mourir dans le même inftant. Il arrive auffi que toutes leurs articulations font comme defféchées (16), & qu'ils font auffi fatigués par des

---

(16) *Religiofus paftor poft genæ finiftræ paralyfin, licet corpore robufto & obefo, in tantam tamen articulorum incidit exficcationem, ut omnium offium, cervicis, dorfi, brachiorum, &c. motum audiverim, & exactè diftinguere potuerim, quafi omnibus articulis à fuâ compage folutis...... Res apud* ægrum examinata, reperi effe hypocondriacum, murmura ventris fentire, & ferè fauces ficcas effe. Forfan articulorum humiditas fuit detenta propter obftructionem mefenterii. Curatus remediis contrà hunc morbum præfcribi folitis. Barthol. Hift. anat. cent. 3, hift. 11.

tremblemens

tremblemens périodiques (17), par des palpitations de
cœur, des battemens dans les hypocondres, les cuisses, les
lèvres, les yeux, les tempes & les artères (18). Si on tâte
la cæliaque & la méfentérique fupérieure, on fent que les
battemens y font affez forts. Les malades étant dans cet
état, le blanc de leurs yeux tire fur le jaune, & quelquefois toute la peau prend cette teinte, ou est marquée de
grandes taches jaunâtres. Le nez eft de couleur rouge. Ils
font fujets à rendre du fang par la narine gauche; crife cependant incertaine & infidèle, ainfi que l'a remarqué Profper
Alpin, *de Præf. vitâ & morte*, l. vj, c. x. Les urines font ordinairement claires : dans les violens accès, elles font d'une
limpidité parfaite, & comme de l'eau de fource. Il arrive
quelquefois que dans les plus fortes attaques de fpafme,
les urines & toutes les autres évacuations font entièrement
fufpendues : lorfque le fpafme a ceffé, elles viennent en abondance, & font alors épaiffes, troubles, & femblables à celles
des jumens (19) : le pouls alors eft petit, foible, quelquefois
imperceptible. Ces deux fignes font les plus fûrs & les plus
certains de l'exiftence de la mélancholie, parce que tous
les autres ne fe trouvent pas ordinairement réunis dans le
même fujet. Enfin une vifite inattendue, un bruit imprévu,
une nouvelle défagréable, fuffifent pour augmenter ou faire
reparoître tous leurs maux.

La mélancholie devient plus fupportable dans le déclin
de l'âge, parce que les fibres n'étant pas fi irritables que
dans la jeuneffe, ou dans l'âge viril, les effets ne font plus
auffi actifs.

Tous ces fignes font ceux de la maladie appelée hypocondriaque. L'humeur devenue plus pefante & plus âcre s'eft

---

(17) Voyez Tulpius.
(18) Voyez Barthol. Hift. anat. rar.
de pulfu carotid. cent. 1 ; hift. 18, p. 33.
Il fe rencontre des mélancholiques dont
la digeftion eft accompagnée du tremblement & de l'engourdiffement des cuiffes
& des mains. Voyez le Traité de Médecine théorique & pratique, extrait des ouvrage de M. de Bordeu, p. 108.
(19) Voyez M. Lorry, tom. I, p. 116.

jetée dans toute l'étendue de la veine-porte : lorfqu'elle y eft arrêtée, tous les organes deftinés à la chylification languiffent, & donnent lieu aux fymptômes que nous venons de détailler (20).

On peut confondre ce fecond degré de la mélancholie avec une autre maladie connue fous le nom de pollution

---

(20) Les différentes branches de la veine-porte, les différens organes qu'elle forme & parcourt, les diverfes membranes qui lui fervent & d'enveloppe & d'appui, ne reçoivent pas une preffion auffi forte que toutes les autres parties foumifes à l'action immédiate des organes mufculaires ; le fang y doit circuler plus lentement, & s'y dépofer plus facilement : les membranes, toutes compofées d'un tiffu très-mou, qui fait office d'éponge, fe laiffent pénétrer par la maffe des humeurs & s'en rempliffent. Moins actives d'ailleurs, & expofées à des caufes d'irritation moins fréquentes, elles n'expriment que difficilement le fuc qui les inonde ; elles en reftent furchargées : de-là dérivent les empâtemens, les engorgemens & les embarras de toute efpèce.

Il femble que la nature ait eu en vue non-feulement le ralentiffement du mouvement progreffif du fang dans les rameaux de la veine-porte, mais même un mouvement de flux & reflux, par le foin qu'elle a eu de ne leur point donner les valvules qui fe rencontrent dens les veines des autres parties du corps. Riolan dit que le mouvement du fang dans l'artère cæliaque & la veine-porte, ne fuit pas les lois ordinaires de la circulation ; que le rameau artériel fait fouvent fonction de veine, & vice verfâ. Ne voit-on pas que ce contrebalancement devient néceffaire, toutes les fois qu'il fe fait un abord d'humeurs trop confidérable dans ces parties ; ou bien lorfque par un ferrement fpafmodique, les gros troncs qui reçoivent le fang ne leur offrent pas une en-

trée libre & facile ? le fang fait alors des paufes ; il s'arrête, forme des empâtemens ; il croupit, change de couleur, fe décompofe & fe convertit en mélancholie, que les anciens appeloient bilis atra.

Dans ce cas, le fuc nourricier, dont le fpafme empêche l'élaboration, ne pouvant fe dépofer dans le tiffu cellulaire trop ferré, il reflue, ainfi que les autres humeurs, vers les membranes du basventre, plus difpofées à le recevoir, & plus faciles à s'imbiber : il y forme des glaires dont la préparation & la fortie deviennent néceffaires pour le rétabliffement de la fanté.

Le même fpafme s'oppofant au jeu des autres organes, ils font incapables de féparer la matière des excrétions, laquelle, mêlée à la maffe des humeurs, va auffi infiltrer le tiffu des membranes, remplir les branches & les rameaux de la veineporte, augmenter l'empâtement des entrailles, & former cet amas de férofités jaunâtres & noirâtres, que l'on voit paroître quelquefois fpontanément fous la forme de dévoiement, ou par l'action d'un purgatif donné avant la coction de toutes ces différentes humeurs.

La mélancholie ne confifte donc, comme on peut le voir, que dans un amas d'humeurs qui caufe la réplétion du ventre, entretient le fpafme des parties, excite la tenfion des nerfs, devenus plus irritables parce qu'ils font moins recouverts de fuc nourricier, & par conféquent plus à nu. Voyez le Traité des principaux objets de Médecine, par M. Robert, tome II, p. 46, 47 & 48.

diurne, dont nous devons la defcription à M. Wichmann, médecin de la cour d'Hanovre (21).

Symptômes du troifième état.

Quand les digeftions fe font avec tant de peine, la fécrétion du fuc pancréatique, de la bile hépatique & cyftique fe fait très-imparfaitement : cette dernière humeur fe fépare du fang de la veine-porte ; & comme dans la maffe du foie ce fang eft déja épais, glutineux & moins féreux, il s'enfuit que la bile participe des mêmes défauts : elle eft donc moins favonneufe, plus huileufe, incapable de diffoudre le chyle, & de lui donner les qualités qui lui font néceffaires pour entrer dans les vaiffeaux lactés. Le fuc pancréatique qui fe mêle dans l'inteftin duodenum avec la bile & le chyle, ayant les mêmes imperfections, toute l'opération de la chylification eft dérangée, comme il eft facile de le concevoir par ce que nous venons de dire. Le fang qui fe fait chaque jour acquiert un plus grand épaiffiffement, une plus grande âcreté : il en eft de même des autres humeurs qui dépendent de la veine-porte.

La plupart des médecins du fiècle dernier, fur-tout les chimiftes & les mécaniciens, reprochoient aux médecins de l'antiquité d'avoir admis l'atrabile ou bile noire, qu'ils regardoient comme une chimère : mais des obfervations récentes ont confirmé l'opinion des anciens. Dans les cadavres de perfonnes mortes de cette maladie, on a trouvé la bile de la véficule du fiel noire, luifante, épaiffe comme du fuif fondu ; la rate contenoit une fubftance de la même nature.

Il y a deux fortes d'atrabile : la première eft d'une confiftance huileufe, fans pourriture & fans âcreté ; la feconde eft ténue, légère & putride, âcre, rongeante, tantôt acide,

---

(21) *De pollutione diurná frequentiori feu rarius obfervatá tabefcentiæ cauffá.* Gottingæ, 1782.

tantôt alkaline, fuivant la qualité des humeurs dont elle a été produite (22).

Dans le troifième degré de la mélancholie, les perfonnes fanguines perdent la raifon; quelquefois leur fureur eft continue; quelquefois ce n'eft que par accès, fur-tout vers le mois de février & à la fin d'août.

Celles qui font phlegmatiques tombent dans la démence, l'imbécillité, la ftupidité : elles font fujettes à l'apoplexie, à l'épilepfie (23), aux convulfions, à l'aveuglement. Elles font inconftantes, & les accidens qu'elles éprouvent participent de cette inconftance. Quelquefois elles rient continuellement, fans la moindre caufe; elles pleurent de même, chantent, foupirent, font fouvent fi oppreffées qu'à peine peuvent-elles refpirer : des vents par haut & par bas, des anxiétés, des flux de falive les obfèdent; leur ventre eft pareffeux, conftipé; elles ont des hémorrhoïdes gon-

---

(22) Plufieurs auteurs ont parlé de cette qualité acide ou alkaline de l'atrabile. On vit régner à Cadix, en feptembre & en octobre de l'année 1784, une fièvre de la nature de la fièvre maligne bilieufe ou jaune de l'Amérique, connue auffi fous le nom de *fièvre jaune maligne des Indes occidentales.* Il mouroit jufqu'à cent hommes par jour. Les malades avoient des vomiffemens de bile verte ou jaune; quelquefois d'une humeur noire comme de l'encre. La cour de Madrid ayant ordonné qu'on fit l'ouverture des cadavres, on trouva l'eftomac, le méfentère & les inteftins couverts de taches gangréneufes; le foie & les poumons avoient une couleur plombée, & fe détruifoient quand on les touchoit, à caufe de la pourriture. L'orifice de l'eftomac étoit couvert de taches ulcérées; il renfermoit beaucoup d'atrabile, laquelle, jetée fur terre, produifoit une effervefcence fenfible : mêlée avec l'efprit de vitriol, elle occafionnoit une forte ébullition. Voyez Lind, *Traité des maladies qui affligent différentes parties des*

Indes occidentales. Voyez auffi, fur l'atrabile, Rouppe, *de morbis navigantium.* Jacobi Makittrick, *Differt. de febre Indiæ occidentalis malignâ flavâ.* Edimburgi, 1766; & dans la collection de M. Baldinger, tome I, page 87 & fuiv. Joannis Moultric *Differt. de febre malignâ biliofâ Americæ* (flavâ), Edimburgi 1749; & dans la collection de M. Baldinger, tome I, p. 163 & fuiv. Voyez auffi *Amatus Lufitanus, Curation. medicin. cent. quart. cur.* XLII.

(23) *Atrabilarii etiam comitiali morbo corripi plerumque folent, & viciffim comitiales fieri folent atrabilarii : uterque verò morbus magis fit prout ad alteram partem inclinârit ; fiquidem enim ad corpus inclinârit, comitiales fiunt, fi verò ad animum atrabilarii melancholici dicti. Galenus hunc locum,* lib. 3, *de locis affectis,* c. 7, *fufè explicat. Vide Profp. Martianum ad hunc Hippocratis locum in Epidem. ubi contra Galenum optimè mentem Hippocratis affecutum effe demonftrat.*

flées, dures, qui foulagent quand elles donnent une certaine quantité de fang (24) ; mais ce foulagement n'a lieu que rarement, & n'eſt pas de longue durée, fi la matière contenue dans la veine-porte ne s'évacue pas par les felles & par les urines. Ces perfonnes veillent continuellement & pendant long-temps ; elles fupportent la faim, la foif & le froid avec une patience incroyable.

Tous ces fymptômes font plus violens, & accompagnés d'un danger extrême, lorfque l'atrabile devient putride. Dans ce dernier degré, on l'appelle *atrabilis turgens*. Parvenue au plus haut degré de putridité, elle devient liquide, & elle ronge, comme la fanie du cancer, les veines & les artères où elle fe trouve. Si elle paffe de la veine porte à la veine cave, elle forme des polypes dans le ventricule droit du cœur & dans la veine pulmonaire ; car elle eſt de la nature des acides coagulans. Le furplus de cette humeur circule vers la tête par l'artère aorte & fes ramifications, produit auſſi des polypes à leur origine & dans les finus du cerveau, dilacère les extrémités artérielles ; delà l'apoplexie, la paralyfie, l'épilepfie, la catalepfie, la fureur. Tous ces maux font irrémédiables : la fièvre qui furvient augmente la malignité de cette atrabile corrofive. Si elle circule dans les artères, il s'enfuit autant de maux différens, mais également dangereux : delà les fièvres ardentes, la gangrène de différentes parties. Si elle ronge les artères de la cavité de la poitrine, le malade meurt fuffoqué, ou d'hémoptyfie (25). Si ce font les extrémités de l'artère cæliaque ou méfentérique, alors l'atrabile s'épanche dans le ventre, & produit l'hydropifie tympanite. Si ce font les extrémités des artères du foie, de l'épiploon, des inteſtins, il s'enfuit des vomiſſemens continuels, quelquefois d'une matière brune, tenace, poiſſeufe ; des flux de ventre fanguinolens, accompa-

---

(24) *Melancholicis & nephreticis, hæmorrhoides fupervenientes bonum.* Aph. 11, fect. 6. *Infanientibus, fi varices, aut hæmorrhoides fuperveniunt, infaniæ folutio*

fit. Aph. 21, fect. 6.

(25) *Hæmoptyfis à melancholiâ lethalis.* Voyez Bonet, Sepulcr. Anat. t. 2, obf. 46.

gnés de tranchées & de douleurs. Par-tout où paffe cette humeur, femblable à l'eau forte ou à l'efprit de fel ammoniac, elle déchire, détruit tout, & fait tout tomber en gangrène. Dans cet état, il n'y a plus d'efpoir, les remèdes font inutiles; une mort tranquille fuccède à tant de maux & à tant de fouffrances, parce que quelques heures avant de mourir, les malades, délirans ou maniaques, recouvrent leur bon fens (26); ils ne fentent pas la moindre incommodité : le pouls devient alors petit, foible & languiffant. De cette manière finiffent tous ceux qui meurent de gangrène.

Ouverture des Cadavres.

On trouve en général le cerveau fec & dur, les vifcères d'un volume contre-nature, les vaiffeaux fanguins dilatés, variqueux, gorgés de fang; la dure-mère & la faux offifiées, les os du crâne endurcis; de l'eau dans la poitrine, dans le péricarde; des concrétions polypeufes dans différentes parties; le fiel, ainfi que la véficule qui le renferme, extrêmement noirs; l'eftomac, le foie & les inteftins noirs; des portions de vifcères cartilagineufes (27);

---

(26) On ne peut affez admirer l'art de Michel de Cervantes dans fon roman de Don Quichote : lorfque fon héros meurt, il le fait revenir à lui, parler avec toute fa préfence d'efprit, fe reprocher toutes les actions de folie qu'il a faites, & les rejeter fur l'atrabile.

(27) *Ouverture du cadavre du Docteur Weidebrecht, profeffeur d'Anatomie.*

Il avoit été pendant toute fa vie afthmatique & hypocondriaque. Il tomba dans l'orthopnée quinze jours avant fa mort. Il prit mal-à-propos un vomitif & un purgatif. Tous les accidens augmentèrent : le pouls étoit petit & fébrile; il n'avoit point de toux; fes urines étoient femblables à celles d'un malade attaqué de fièvre intermittente : le bout du nez étoit froid, & il eut une infomnie conftante jufqu'à la mort. On trouva le ventre plus déprimé que de coutume, depuis l'ombilic jufqu'au pubis; la poitrine applatie, longue & étroite; les inteftins, vers la région du pubis, comprimés; le ventricule très refferré vers le diaphragme; toute la cavité de l'abdomen fort étroite. L'inteftin jejunum, attaqué d'inflammation, fe terminoit par une intus-fufception de la longueur de fix pouces, de l'inteftin iléum, dont le bas étoit d'une fubftance épaiffe, & prefque cartilagineufe, ce qui caufoit un volvulus. Le pancréas & la rate étoient en bon état, le foie volumineux & un peu dur, la véficule du fiel remplie d'une bile verdâtre, le lobe

la rate de la même couleur (28), & fe fondant dans les

gauche du poumon adhérent à la plèvre par fa partie fupérieure & par les côtés : le poumon droit adhéroit auffi latéralement à la plèvre ; tous deux étoient couverts de plufieurs véficules de la groffeur d'une aveline, qui s'affaiffoient au moindre coup de fcalpel. Les bronches étoient remplies d'un mucilage blanc, beaucoup plus léger que l'eau. Il y avoit dans l'oreillette droite un polype de deux pouces de long, de couleur blanche, femblable à un morceau de lard.

(28) Voyez Bonet, *Sepulchr. Anat.* l. 1, §. ix, obf. 27, 28, p. 230; voyez p. 222. *Valtheri Programma de Atrabile*, Lipfiæ, 1741; *Rufum. Ephef.* p. 44, où on lit : *Diffectus lien in melancholico atrabilario totus diffluebat tabo adinftar picis navalis.* Galen. t. 3, p. 358. *Arateum Diut.* 1, c. 14. *Anturcâ lienes repleti. Pifo.tem qui particulas lienis podiee explofas vidit.* Traité des principaux objets de Médecine, par M. Robert, D. M. P. t. II, p. 34. Lorry, t. I, p. 275.

Copie du procès-verbal de l'ouverture du féréniffime Prince C—n. C—r. envoyée par M. le DoCteur Condoidi à M. le DoCteur Nunès Ribeiro Sanchez, le 21 janvier 1747.

Le 20 janvier 1747, à quatre heures après midi, MM. Egidy, premier chirurgien, & Von-Mellen, anatomifte, fe difpoferent à faire, en ma préfence, l'ouverture du prince, décédé le 18, à quatre heures après minuit.

Au premier afpeCt du cadavre, on a trouvé la tête dans fon intégrité, la face fans aucune tache ou difformité notable, le col & tout le pourtour du thorax tuméfiés, avec du fang extravafé fous la peau, l'abdomen fort diftendu, & tout le refte de la conformation extérieure du corps dans l'état naturel.

Les tégumens de l'abdomen ayant été incifés, on a trouvé le tiffu adipeux chargé

abondamment d'une graiffe de bonne qualité. Il ne s'eft point échappé d'air lorfque le péritoine a été ouvert. L'épiploon, rempli d'une quantité contre nature de matière graiffeufe, recouvroit les inteftins un peu au deffous de l'ombilic. Les inteftins grêles étoient pleins de flatuofités ; il y en avoit moins dans l'eftomac. Les gros inteftins, garnis d'appendices épiploïques fort graiffeux, étoient en bon état, & dans leur pofition la plus naturelle, de même que le foie & la rate.

Après avoir levé le fternum, on a trouvé le poumon droit gangréné dans toute fa furface. La mortification n'occupoit que la face poftérieure du poumon gauche, dont la face antérieure étoit faine. La portion de la plèvre dont les côtes font revêtues de chaque côté, étoit auffi gangrénée. A l'ouverture du péricarde, qui étoit fort graiffeux, il eft forti un peu de férofité rougeâtre, & les petits vaiffeaux tranchés par le fcalpel, ont rendu quelques gouttes de fang.

Le cœur a paru d'un grand volume : les vaiffeaux coronaires étoient d'un calibre remarquable, & gorgés de fang. L'oreillette droite étoit toute gangrénée ; la gauche dans l'état fain, & d'une grandeur naturelle.

Telles font les obfervations faites à la furface des vifcères, examinés chacun dans leur fituation refpeCtive.

On a enfuite tiré ces vifcères de leur cavité, après les avoir difpofés fur une table, on a remarqué ce qui fuit.

La mortification de la plèvre du côté droit s'étendoit, avec des traces d'inflammation, jufques dans les mufcles intercoftaux externes. Ces phénomènes étoient moins apparens du côté gauche.

Le fang de l'artère aorte & de la veine cave étoit en caillots extrêmement noirs ; il y avoit dans l'artère de petites concrétions polypeufes mêlées aux grumeaux de fang.

Le bas des valvules fémi-lunaires de

doigts comme du beûrre; des pierres dans la véſicule du

l'aorte étoit cartilagineux. Dans le principe de l'artère pulmonaire, on a trouvé
une incruſtation polypeuſe qui bouchoit
preſque ſa capacité. Il y avoit près des
orifices des vaiſſeaux coronaires de petites concrétions oſſeuſes.

On n'a rien remarqué de polypeux dans
l'intérieur du cœur, rien contre nature,
ſi ce n'eſt la molleſſe & la flaccidité de
ſon tiſſu.

On a apperçu des traces de gangrène
dans la partie du diaphragme qui donne
paſſage à l'œſophage.

L'œſophage lui-même étoit enflammé
dans toute ſa longueur : le pharynx & la
partie ſupérieure de l'épiglotte étoient af-
fectés de gangrène.

L'orifice ſupérieur de l'eſtomac ou le
cardia, & tout ſon fond du côté gauche,
ou ſon grand cul-de-ſac, étoient horrible-
ment gangrénés. Le pylore offroit un état
inflammatoire & voiſin de la mortification.

L'eſtomac contenoit environ un demi-
ſeptier d'une liqueur épaiſſe, rougeâtre,
d'une odeur vineuſe, où il n'y avoit aucun
fragment remarquable d'aliment ſolide.

Les inteſtins grêles, phlogoſés de diſtance en diſtance, étoient auſſi parſemés
de taches gangréneuſes. L'arc du colon
étoit ſain ; mais la partie de cet inteſtin
qui paſſe ſous l'eſtomac, étoit gangrénée.
Le rectum s'eſt trouvé dans l'état naturel.

Le pancréas, le méſentère & toutes
les parties ſituées au deſſous de la grande
courbure de l'eſtomac, préſentoient des
ſignes de mortification.

La couleur & le volume du foie n'a-
voient point changé. A la face inférieure,
vers le milieu, & dans la partie de ce
viſcère qui recouvre l'eſtomac, on a remarqué une tache ronde & noire, ſous
laquelle on a trouvé un tiſſu ſpongieux
comme celui de la ſubſtance du foie, dont
il eſt ſorti par l'inciſion une liqueur hui-
leuſe. Cette tache étoit un peu plus petite que la monnoie Ruſſe connue ſous
le nom de *poluſca*.

La véſicule du fiel, petite & froncée,
contenoit une petite quantité d'une bile
délayée, aqueuſe, hépatique.

On n'a remarqué aucun déſordre, ſoit
dans la rate, ſoit du côté des reins qui
étoient enveloppés d'une graiſſe ſurabon-
dante, ſoit à la veſſie urinaire.

On a procédé enfin à l'ouverture de
la tête. L'état des tégumens & celui de
la dure-mère ont paru naturels. Le cerveau étoit enduit à ſa ſurface d'un peu
d'humeur muqueuſe. Les lobes ayant été
écartés, on n'a rien remarqué de contre
nature, ni dans le corps calleux, ni dans
les ventricules. Le plexus choroïde étoit
affaiſſé ; les ſinus latéraux étoient gorgés
de ſang. On n'a trouvé aucun déſordre
dans le cervelet ; mais la membrane qui
tapiſſe le pourtour du trou occipital étoit
d'un rouge obſcur, & ſenſiblement phlo-
goſée.

Cet examen a fini à huit heures du ſoir,
le 21 janvier 1747. A Saint-Péterſbourg.
Signés CONDOJDI, M. D. C. V. MELLEN,
Operator; E. C. EGIDY, *Chirurgus pri-
marius*.

L'épouſe de ce prince étoit morte le
18 avril de l'année précédente. Voici le
rapport de l'ouverture du corps, d'après
M. le docteur A. Nunès Ribeiro Sanchez.

Cette princeſſe de la maiſon G—n,
âgée de cinquante ans, étoit accouchée
d'un enfant mort dix-huit ans auparavant,
& avoit perdu ſes règles depuis quatre
ans. Elle avoit la peau blanche, le corps
muſclé, les cheveux & les yeux noirs,
la voix forte. Ayant reçu, environ huit
ans avant ſa mort, la nouvelle de la diſ-
grace ignominieuſe de ſon père, & crai-
gnant de partager le même malheur, elle
fut ſaiſie de la plus vive inquiétude, &
tomba dans une légère apoplexie. Je la
fis ſaigner ſur le champ, & je lui don-
nai les remèdes convenables. Peu de temps
après ſon rétabliſſement, elle a éprouvé
de légères défaillances; elle eſt reſtée ſu-
jette à des douleurs de tête vagues, aux

fiel

fiel (29). Dans le cadavre d'un mélancholique qui étoit sujet

anxiétés, aux flatuofités, à une inconftance de caractère, & à la trifteffe : elle
joignoit à ces incommodités un goût immodéré pour les liqueurs fpiritueufes,
& l'habitude de s'expofer fubitement au
froid & au chaud, felon qu'elle fe trou-
voit importunée de l'état contraire. Tous
ces fymptômes furent traités par différens médecins, comme procédant d'une
affection hyftérique. On adminiftra fouvent des échauffans & des ftimulans; mais,
pendant huit années, on obtint peu de
foulagement de ces remèdes diverfifiés.
Elle avoit de plus une perte blanche,
fouvent âcre. Enfin, vers le commencement d'avril, au dégel, elle perdit fubitement la parole : il ne lui reftoit qu'une
voix plaintive, avec l'expiration libre, &
l'infpiration laborieufe ; elle avoit fa connoiffance, & ne pouvoit faire aucun mouvement ; elle rendoit des vents par la
bouche fans aucun foulagement. L'abdomen étoit tuméfié, & faifoit du bruit
fous la preffion de la main.

Le médecin ordinaire avoit mis en
ufage tout ce que la raifon & l'expérience
pouvoient fuggérer. Lorfque je fus ap-
pelé, le pouls étoit à peine fenfible, foit
au carpe, foit à la carotide. La gêne de
la refpiration devint plus forte, le râle
fuccéda, & la malade périt.

Ouverture du cadavre.

L'abdomen étoit tendu & foulevé : à
mefure que l'on coupoit le péritoine, il
en fortoit une vapeur fétide avec fifflc-
ment, figne de putridité. L'eftomac étoit
tellement bourfouflé, qu'il excédoit le
niveau des côtes, & il étoit enflammé
dans la partie qui tient à la rate ; il y
avoit même des taches noirâtres dans le
fond vers le milieu. Le colon étoit rempli de flatuofités; le duodénum étoit diftendu & flafque, fans skirrhe ni autre
défordre; le pancréas petit, comprimé,
noirâtre & fans confiftance ; la rate tellement putréfiée qu'elle fondoit fous les

doigts. La couleur du foie étoit moins
foncée qu'à l'ordinaire. On a trouvé dans
ce vifcère des portions de vaiffeaux offi-
fiés, qui fembloient au toucher de petites
pierres : coupé en deux, il s'écrafoit fous
la preffion ; mais il n'étoit point skir-
rheux. On a ouvert la véficule du fiel,
& il en eft forti, au lieu de bile, une
matière noire comme de l'encre, confif-
tante comme de la poix liquide & huileufe. Cette atrabile, arrofée d'un fort vinaigre blanc, prenoit la couleur jaune.
Le même vinaigre répandu fur la rate en
putréfaction, la rendoit plus rouge &
comme violette, mais jamais jaune comme
la bile mife en expérience. Le cœcum,
la partie du colon attenant les reins,
& l'ileum, étoient noirs & enflammés.
Les reins avoient la même teinte, &
manquoient de confiftance, fans être cependant auffi diffous que la rate. Il n'y
ayoit dans les inteftins, ni skirrhe, ni
tumeur, ni étranglement. La matrice étoit
remplie de tubercules reffemblans à des
glandes ; on les découvroit au tact & à
la vue fimple : ils contenoient une matière très-compacte. Les ovaires étoient
petits & comprimés. Le cœur préfentoit
extérieurement un grand volume ; il
étoit flafque : les oreillettes étoient petites,
contractées, molles ; le ventricule anté-
rieur étoit très-grand, plus rouge qu'à
l'ordinaire, & aminci dans fes parois ; il
contenoit deux polypes, dont l'un fuivoit
l'artère pulmonaire & au-delà : le ventricule gauche ou poftérieur étoit d'un rouge
foncé dans toute fa capacité, & plus diftendu qu'à l'ordinaire. La croffe & la portion defcendante de l'aorte étoient dans
un état inflammatoire femblable à celui
de l'eftomac. Les poumons n'ont offert
d'autre vice que leur flaccidité. Le diaphragme, dans fon point de contact avec
la rate, étoit fort enflammé. Le temps
& d'autres obftacles ont empêché d'ouvrir
la tête.

(29) Voyez *Cajetani Tacconi de raris*

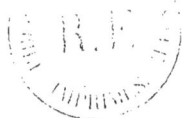

C

à des palpitations, on a trouvé une fubftance polypeufe dans le ventricule gauche. Charles Drelincourt, qui penfoit que la caufe de la mélancholic étoit un gluten pituiteux ou une matière mucilagineufe contenue dans les artères, confervoit les artères fpléniques & pulmonaires remplies de cette matière glutineufe (30).

Des effets de la mélancholie fur l'efprit.

Telle eft l'hiftoire de la mélancholie : j'ai développé fes effets dans le corps, lorfqu'elle acquiert les différens degrés de malignité. Il me refte à décrire ceux qu'elle produit fur l'efprit. J'ai féparé ces deux objets, afin de faire connoître cette maladie fous toutes fes faces, & de peindre mieux fa force & fon énergie (31).

J'ai diftingué trois états de mélancholie, dont je dois préfenter féparément les effets fur l'efprit humain.

Premier état.

Les perfonnes douées naturellement ou par accident du tempérament mélancholique, font d'une intelligence exquife, & capables de grandes entreprifes. Ariftote agite la queftion, pourquoi tous les légiflateurs, les grands philofophes, les poètes, les inventeurs des arts, étoient tous mélancholiques (32). Il eft fûr, dit-il, qu'Hercule, que Lyfandre Lacédémonien, que Bellerophon, qu'Ajax (33), étoient atrabilaires ; & on fait qu'Empédocle, Socrate, Pla-

---

quibusdam capitis morbis obfervationes. Bononiæ, 1740, in-4', p. 11, 12, 79; & de Bononienfi fcientiarum & artium inftituto atque Academiâ Commentarii. Bononiæ, 1731, in-4', p. 354.

(30) De lienofis, c. 12.

(31) Fieri non poteft ut animo male affecto non corpus etiam unâ laboret, & rurfus animus benè affectus vi fuâ quoad fieri poteft optimum reddat corpus. Plato in Charmide.

(32) Cur homines qui ingenio claruerunt, & in ftudiis philofophiæ, vel in Republicâ adminiftrandâ, vel in carmine pingendo, vel in artibus exercendis, melancholicos omnes fuiffe videamus. Ariftot. Problem. fect. 30.

(33) Ἦτοι ὁ καππεδίον τὸ Ἀλήιον οἷ@-ἀλᾶτο. Iliad. l. 6, v. 201.

Qui mifer in fylvis moerens errabat Aleis Ipfe fuum cor edens, homini veftigia vitans. Cicer. Tufcul. quæft. l. 3, §. 26.

ton, Diogène, Timon, Démocrite (34), étoient de vrais mélancholiques : Paſcal, J. J. Rouſſeau, Théophile de Bordeu, M. Sanchès, l'étoient auſſi.

Les mélancholiques ſont ſoupçonneux ; ils ſe reſſouviennent d'une injure reçue, pour ne l'oublier jamais : ils ſont quelquefois gais, d'autres fois triſtes (35), penſeurs, rêveurs, fort attachés aux opinions qu'ils ont embraſſées.

Second état.

L'étendue & la variété du pouvoir étonnant que l'humeur mélancholique a ſur l'eſprit, s'apperçoit dans l'hypocondriaciſme. La peur, la honte & toutes les paſſions qui en dépendent, ſont les impreſſions les plus ordinaires de cet état : delà naiſſent les affections ſuivantes, qui tourmentent les mélancholiques (36) : une triſteſſe profonde, dans laquelle ils penſent continuellement à un objet fixe (37) ; une pareſſe, une eſpèce de honte invincible, qui les empêche d'agir ou de paroître en public (38). Ils ſoupçonnent tous ceux qui les approchent, même leurs meilleurs amis, d'avoir envie de leur nuire, ſoit en voulant attenter à leur vie, ſoit en voulant les dépouiller de leurs biens, ou attaquer leur réputation. Une de leurs affections les plus affligeantes, c'eſt qu'ils ſe repentent amèrement même des

---

(34) Démocrite étoit réellement fou : pendant le peu de temps qu'il paſſa avec Hippocrate, ces deux hommes célèbres ne s'entretinrent que de choſes relatives à l'entendement, & non à l'imagination, qui étoit ſeule bleſſée chez Démocrite. Voilà pourquoi Hippocrate le trouva le plus ſage & le plus aviſé des Abdéritains.

(35) Voyez Sydenham, edit. Lugd. Bat. 1741, p. 399.

(36) *Hinc metuunt cupiuntque : dolent, gaudentque : nec auras Reſpiciunt, clauſæ tenebris, & carcere cæco.* Æneid. l. vj, v. 733.

(37) *In illo morbo æger delirat diù & pertinaciter ſine febre, eidem ſere & uni co-* gitationi ſemper affixus. Boerh. Aph. 1089.

(38) *Ex quartaná ructus, flatus, ſaliva multa, hallucinationes, ſomniorum terriculamenta, & ruſticus quidam pudor, & falſæ & abſurdæ rerum mœſtarum imagines. Hinc honores oblatos recuſant, amicos non inviſunt, timent videri, omnem convictum & ſodalitium effugiunt. Vide Fernel, conſult. 47. De verecundiæ effectibus lege Ciceronem .4 Tuſcul. Plutarchum de vitioſá verecundiá. Aulu-Gell. l. 15, c. 5 ; Macrob. l. 7, c. 11. Plin. l. 7, c. 53, &c. &c. & Waltheri Diſſertat. medic. de erubeſcentibus & de venarum capitis ſubitaneo tumore.* Lipſiæ, 1739, in-4°.

chofes qui ne méritent pas de reproches. Quelquefois ils
fe défefpèrent, quoique dans une pofition fortunée : ils perdent courage; toutes les reffources de l'efprit les abandon-
nent, &, dans cet état, flottans entre la crainte & l'efpérance de la guérifon, ils fe donnent la mort. Tantôt ils
s'attendriffent à un tel point, qu'ils donnent tout ce qu'ils
ont; tantôt ils font fi avares, qu'ils fe laiffent périr de faim :
ils font alternativement des actions juftes &.injuftes, & tellement contradictoires, qu'on ne peut plus définir quel eft
leur caractère. Ils fe plaignent toujours, fe mettent facilement en colère : quelquefois ils parlent fans difcontinuer,
avec grace, & avec tous les agrémens de la converfation ;
d'autres fois ils font pefans & taciturnes. Ils font tourmentés
de penfées fi abfurdes, fi extravagantes, quelquefois fi cri-
minelles, fi obfcènes, qu'ils fouffrent eux-mêmes de les
avoir enfantées, & ne peuvent cependant les éloigner de
leur efprit. La relation, la lecture des chofes les plus in-
téreffantes les accable & les défefpère. Plufieurs fe défolent
en fe croyant attaqués de maladies que leur imagination
invente (39) : ils courent après tous les médecins, & les
prient inftamment d'avoir foin de leur fanté & de leur faire
des remèdes. Quelquefois leur courage affronte les plus
grands dangers ; dans d'autres inftans, ils font timides &
craintifs jufqu'à la pufillanimité. Ils font dans une inconftance, dans une fluctuation continuelle, qui leur fait abaa-
donner ce qu'ils avoient defiré avec paffion, & reprendre ce
qu'ils avoient abandonné ; leur vie n'eft qu'une alternative
de defirs & de regrets (40) : ils fe repentent du genre de vie
qu'ils ont embraffé ; ils defirent d'en fortir, & après en être
fortis, ils s'en repentent de nouveau. On en voit qui vivent
dans une indifférence parfaite ; ils évitent le monde, même
les perfonnes qui leur font le plus attachées, & par là ils ang-

---

(39) Voyez Van-Swieten.
(40) *Homines melancholici varii inæqua-*
lefque funt, quia vis atræbilis varia &
inæqualis eft, utpotè quæ vehementer tum
frigida, tum calida reddi eadem poffit. Voyez
Ariftote ; voyez auffi le ch. 11 de l'Examen des Efprits du docteur·Huartes,
p. 238 & fuiv.

mentent leurs maux, plus dignes d'être plaints que d'infpirer d'autres fentimens. Comme on les voit manger, dormir, vaquer à leurs affaires quelquefois avec intelligence, on ne peut imaginer que leurs actions ridicules & inconftantes viennent de la maladie hypocondriaque.

Troifième état.

Dans le troifième degré de la mélancholie, les malades perdent la raifon ou entièrement, ou par intervalles; ils ont de plus une agitation d'efprit continuelle, avec anxiété & inquiétude. Il y en a qui rient continuellement, danfent, chantent, s'imaginent être rois, empereurs, &c. Ceux-ci ne font mal à perfonne; d'autres, dans leur fureur, déchirent tout ce qui fe trouve fous leurs mains; ils fe bleffent, maltraitent les affiftans, les tuent s'ils le peuvent, & fe défont eux-mêmes. Il ne faut jamais les laiffer feuls & les quitter d'un inftant; car c'eft alors qu'ils trament leur propre ruine ou celle d'autrui, qu'ils concertent des deffeins criminels, que la crainte les forçoit à diffimuler. Quelques-uns ont affecté pendant long-temps la plus grande tranquillité, pour mieux tromper les gardes qui avoient ordre de les furveiller (41). Il y a autant de différence dans les délires maniaques, que de variétés dans les tempéramens & dans l'efprit de chaque individu. Le délire des gens groffiers & ftupides eft proportionné à leur humeur: plufieurs s'imaginent être d'ar-

---

(41) Le terme le plus affreux de la mélancholie, eft fans doute le fuicide. On doit, dans cette circonftance, en admettre de deux efpèces, le fuicide prémédité ou volontaire, & le fuicide involontaire ou déterminé par le délire. C'eft à cette feconde efpèce que l'on peut rapporter l'obfervation fuivante.

Un homme de quarante-trois ans, d'une taille médiocre, d'une phyfionomie agréable, & d'un caractère doux & fenfible, ayant les yeux & les cheveux bruns, le vifage un peu rembruni pour avoir vécu long-temps dans les pays chauds, & toute l'habitude de la peau d'un blanc livide, telle qu'on la remarque dans la conftitution mélancholique, jouiffoit de la plus grande confidération dans le lieu de fa réfidence, où il exerçoit la profeffion de médecin: il fut obligé de revenir dans fa patrie chercher les remèdes propres à fortifier fa vue affoiblie à la fuite d'une fièvre catarrhale, dont il fut attaqué au mois d'octobre de l'année 1783, pendant qu'il étoit employé au traitement d'une épidémie. L'état de fes yeux qui

gile, & ne veulent pas boire, dans la crainte que l'humidité ne les sépare en plusieurs morceaux : d'autres se croient

tenoit de l'*amaurose*, a été variable jusqu'au mois de juillet de l'année 1784,
époque où il est devenu de plus en plus
grave. Le malade avoit réuni les avis
de plusieurs de ses confrères, pour se livrer à un traitement qui, jusqu'au mois
de septembre, n'avoit encore donné aucun résultat satisfaisant. Il étoit trop ins-
truit pour méconnoître le principe de son
mal. Il avoit un autre sujet de chagrin ;
c'étoit la perte de la plus grande partie
de sa fortune, deux mois après avoir
quitté le lieu de sa résidence. Il se plai-
gnoit souvent de la manière désagréable
dont il étoit forcé d'envisager son exis-
tence à venir. Menacé de perdre la vue,
obligé de renoncer à sa profession, ré-
duit à un très-modique revenu, sans parens, sans amis, & célibataire, il se re-
gardoit, au milieu de la société, comme
l'être le plus isolé, le plus malheureux.
Pendant le jour, il cherchoit à pro-
fiter de tous les moyens de dissipation qui
se présentoient. A l'exception de ses
yeux, le reste de sa santé sembloit se
maintenir assez bien. Il avoit de l'appétit,
& mangeoit sobrement ; son estomac n'é-
prouvoit aucun dérangement notable ; les
digestions paroissoient bonnes : mais la
nuit, il étoit tourmenté d'une insomnie
pendant laquelle son imagination se portoit sur les objets les plus tristes ; & vers
les premières heures du matin, il avoit
un tel serrement de poitrine & des hypocondres, accompagné de priapisme,
que ne pouvant trouver de place com-
mode dans son lit, il étoit obligé d'en
sortir, & de se promener dans sa chambre, espérant que par ce moyen il pourroit ensuite goûter les douceurs du som-
meil.
Le 15 septembre, on le trouva le matin dans une espèce de coma, dont tous
les symptômes ont paru caractériser le
carus melancholicus ; (Voyez Boerhaave
de Morbis nervorum) il y avoit aboli-

tion apparente de tous les sens, vue éga-
rée, pupilles singulièrement resserrées,
quoiqu'elles eussent précédemment une
disposition à la mydriase ; respiration tantôt longue & presque insensible, tantôt
convulsive ou agitée ; souplesse de toutes
les articulations, qui se laissoient mouvoir
à volonté ; constriction forte des mâchoires, qui ne permettoient que difficilement l'intromission des liquides ; pouls
petit, fréquent, irrégulier ; & enfin point
de chaleur à la peau.
Aucun signe avant-coureur n'avoit an-
noncé cet état : le malade s'étoit retiré le
soir de meilleure humeur, peut-être, qu'il
n'en montroit ordinairement.
Les antimoniaux, les vésicatoires, les lavemens purgatifs, la saignée du pied, les
boissons acides & antispasmodiques, n'ont
apporté aucun soulagement ; il n'y a eu aucune évacuation par les selles ni par les
urines. La peau s'est couverte par intervalles de sueurs froides. Dans la nuit suivante, pendant laquelle deux hommes
l'ont veillé, il a donné quelques marques
de connoissance, sans cependant articuler
aucune parole ; mais il demandoit par
gestes qu'on le laissât tranquille. Ses gar-
diens, croyant qu'il alloit mieux, eurent
l'imprudence de s'endormir vers les trois
heures du matin : un quart d'heure après
ils furent réveillés par la suffocation du
malade mourant, qu'ils trouvèrent baig-
né dans son sang, étendu roide des-
sus son lit, hors des couvertures, avec
un rasoir fermé dans la main gauche,
penché du même côté sur son oreiller, &
ayant la carotide & les jugulaires gau-
ches ouvertes par une plaie transversale
faite en deux coups d'instrument.
Il est à présumer que ce malade a
éprouvé une sorte de rémission, semblable au délire d'un somnambule, &
que dans cet état, il alla chercher un
rasoir qui étoit peu éloigné de son lit,
& qu'il en fit un usage involontaire, avec

oiſeau; ils chantent, s'épanouiſſent & battent des ailes à la manière de ces animaux. Ceux-ci s'imaginent, comme Atlas, porter l'univers ſur leurs épaules : ceux-là ſont perſuadés qu'ils ſont de verre, de cire (42), ſans tête (43), ſans bras & ſans jambes. Il ſeroit trop long d'entrer dans les extravagances de cet état. Il arrive cependant quelquefois qu'elles ne proviennent pas ſeulement d'une imagination léſée, mais qu'une autre cauſe morbifique peut y donner lieu (44). Ce qu'il y a de particulier dans cette maladie, c'eſt que ceux qui en ſont atteints ne ſont pas extravagans ni furieux à l'occaſion de tous les objets qui ſe préſentent à leur idée; ils parlent ſenſément de pluſieurs : mais lorſqu'ils ſe rappellent celui qui a dérangé leur eſprit, ils déraiſonnent complettement.

Ce délire eſt auſſi attaché à certains lieux. Arétée rapporte qu'un charpentier étoit dans ſon bon ſens tant qu'il reſtoit dans ſon atelier; ſortoit-il de chez lui, il devenoit

---

autant de méthode & de préciſion, que s'il en eût raiſonné le projet.

On pourroit objeĉter avec fondement que cette cataſtrophe, au lieu d'appartenir au *carus melancholicus aut hypochondriacus*, a ſuccédé au *carus à narcoticis*. En effet la ſtupeur & le ſpaſme, la conſtriĉtion des pupilles & des mâchoires; la ſuppreſſion opiniâtre des ſelles & des urines, malgré les évacuans les plus aĉtifs, &c. ſemblent tenir d'une ivreſſe profonde, occaſionnée par l'opium; & il eſt poſſible que le malade ait pris ce poiſon en cachette. Alors le traitement qui lui a été adminiſtré, aura pu contribuer, dans la nuit ſuivante, à rappeler ſa raiſon fugitive, dont il n'a uſé que pour ſe détruire d'une autre manière, & volontairement. *Obſervation communiquée par M. . . . D. M. P.* Voyez auſſi l'Hiſtoire littéraire & critique pour ſervir à l'hiſtoire de la médecine, première partie, p. 220 & ſuiv. & la Médecine militaire de M. Colombier, t. IV, p. 245 & ſuiv.

(42) Voyez Tulpius, c. 18, obſ. 19,

c. 50.

(43) Le médecin Philodote guérit un malade qui s'imaginoit avoir perdu ſa tête, en lui faiſant mettre deſſus une calotte de plomb, dont le poids le fit revenir de ſa rêverie.

(44) Un homme étoit perſuadé qu'il avoit une grenouille dans l'eſtomac; on croyoit entendre des croaſſemens quand il buvoit; s'il vomiſſoit, il lui ſembloit ſentir cette grenouille remonter vers la gorge, & prête à franchir cette route, où elle étoit arrêtée, diſoit-il, par ſa groſſeur. Il aſſuroit que cette maladie lui étoit venue depuis qu'il avoit bu de l'eau dans laquelle il y avoit du frai de grenouille. Enfin, continuellement agité, épouvanté, tourmenté de cette idée, il tomba dans le maraſme & mourut. On trouva dans l'eſtomac, près le pylore, une tumeur ſkirrheuſe de la groſſeur d'un œuf de poule, & qui étoit ſur le point de devenir cancéreuſe. Voyez Bonet, *Sepulchr. Anat.* l. 1, §. ix, obſ. 35, p. 236. & p. 240.

entièrement fou : le remède étoit de le ramener dans sa mai-
son. On trouve dans les Actes de Danemarck une histoire
à peu près semblable.

On voit de ces sortes de malades qui portent les soupçons
au dernier excès, s'imaginant qu'on mêle des poisons dans
leurs alimens. Leur fureur, leur tristesse, leur accablement
reparoissent tour à tour, & sans aucun motif apparent. Ils
maigrissent ; leur teint prend une couleur noire ou verdâtre :
alors ils perdent toute honte ; ils ne se cachent plus pour
satisfaire à des besoins secrets, & se conduisent d'une manière cynique (45). A cette époque la maladie est vers sa
fin ; ils deviennent tranquilles, stupides, mais toujours d'une
tristesse accablante : ils s'apperçoivent de leur malheureux
état, s'affligent avec honte & désespoir, reviennent en fureur, & continuent dans ces alternatives jusqu'à la mort.

Il y a une autre sorte de manie décrite dans Arétée, dont
nous parlerons plus bas.

Lorsqu'on lit le livre de la Démonologie de Jean Bodin,
on reconnoît, dans les histoires des prétendus sorciers &
sorcières, tous les égaremens de l'esprit que les médecins
ont observée dans la mélancholie & dans la catalepsie. Ces
prétendus sorciers étoient de vrais mélancholiques, ou des
charlatans qui se procuroient un état semblable, en se frot-
tant avec des onguens composés de plantes narcotiques.

Les médecins Grecs, ainsi que les modernes, conviennent
que l'incube a pour cause l'humeur mélancholique, & qu'il
est souvent l'avant-coureur de l'épilepsie, de la catalepsie, de
la manie : quelques-unes des personnes qui y sont sujettes,
s'imaginent voir des esprits & causer avec eux ; plusieurs ont
eu l'impudence d'assurer qu'ils avoient eu un commerce de
libertinage avec ces esprits. La plupart des prétendus sorciers
& sorcières confessoient ces sottises devant tous les tribu-

---

(45) *Fiunt impudici se penitùs denu-*
dando, spurcities exercent sæpè maximas,
dùm propria excrementa vorant, & plura
alia absurda committunt. Maximil. Locher,
Observationes practicæ, c. 3 , *de Maniâ,*
p. 59, Viennæ Austriæ, 1762, in-8°.

naux,

naux, & difoient même qu'ils s'étoient accouplés avec des démons. Au lieu de les traiter comme des fous, dans les fiècles d'ignorance, on les faifoit périr de différentes manières. Ces fcènes, fans doute, ne devoient regarder ni la jurifprudence, ni la théologie ; elles étoient entièrement du reffort de la médecine.

Il arrive encore que dans le dernier degré de la mélancholie, l'efprit eft exalté au point que les malades, en faifant des difcours pathétiques, d'un ton & d'une voix forte, ont paru prophétifer, deviner jufte fur l'avenir ; ce qui faifoit croire aux anciens & à quelques modernes, que l'efprit des mélancholiques & des mourans, lorfqu'ils étoient dans le délire, avoit quelque chofe de divin, de furnaturel. Dans les pays méridionaux, l'efprit des mélancholiques fe dérange à un tel point, que plufieurs s'imaginent être changés en loups & en chiens. Vers le mois de février, dit Aëce, ces hommes fortent de chez eux pendant la nuit, font leurs courfes à l'imitation des loups & des chiens. Ils font pâles, maigres, ayant les yeux fecs & enfoncés, la langue fèche & la bouche privée de falive. Delà eft venue l'hiftoire des loups-garous, des revenans. L'humeur mélancholique affecte auffi les efprits de certains malades d'une manière obfcène. Cælius-Aurelianus a fait un chapitre concernant ces malades, appelés par les Grecs Μα'λθαχοι. Avicenne (46) en a fait auffi mention fous le nom d'*Aluminati*. Tous ces défordres dépendent de la manière dont l'efprit eft affecté par la mélancholie. Juvénal s'emporte contre cette efpèce de dérangement d'efprit (47).

Des caufes phyfiques de la mélancholie.

Deux fortes de caufes peuvent produire l'épaiffiffement

---

(46) Avicenn. lib. 3, fen. 20, c. 4, p. 900, edit. Valgrif.

(47) *Hifpida membra quidem, & duræ per brachia fetæ*

Promittunt atrocem animum, at podice lævi Caduntur tumidæ medico ridente marifcæ. Rarus fermo illis, & magna libido tacendi.

D

mélancholique ; le mouvement trop accéléré, & la ftagnation. Le mouvement trop accéléré augmente l'évaporation,
& deffèche ; la ftagnation produit la réunion & la coagula-
tion des parties dont la diffolution & l'atténuation ne font
dues qu'au mouvement. Le mouvement fuccédant à une
longue ftagnation, & une longue ftagnation fuccédant à un
mouvement exceffif, produifent le même effet encore plus
fûrement : auffi les changemens de vie trop fubits font-ils
fujets à caufer la mélancholie. En général, quand le changement de vie ne produit pas une maladie aiguë & inflammatoire, il produit ou la mélancholie, ou des maux qui s'en
rapprochent. Il y a des cas où la mélancholie femble être
l'effet d'un écoulement dépuratoire fupprimé & reporté fur
les vifcères fitués fous les hypocondres, comme dans la fuppreffion des hémorrhoïdes, des urines, peut-être des cautères, mais plus généralement des évacuations fanguines.

Toutes les caufes qui font évaporer la férofité naturelle
du fang, le rendent plus épais, plus chargé des autres humeurs & de la partie colorante ; delà l'irritation, la tenfion,
le fpafme des nerfs, des artères & des veines, & l'augmen-
tation de la fenfibilité des principaux vifcères du bas-ventre,
leur empâtement, & la gêne dans tous leurs mouvemens.

Ces caufes fe réduifent ou aux chofes qui altèrent notre
corps, ou aux actions défordonnées que nous exerçons, ou
aux effets que les paffions de l'ame produifent fur nous. Le
fang étant ainfi privé de fa férofité, eft ce qu'on appelle mélancholique.

L'air chaud & brûlant, continué pendant long-temps &
fans intermiffion, diffipe les parties les plus légères & les
plus volatiles de notre fang, & le rend plus épais & plus
compacte (46). Dans les pays qui font entre les parallèles,
depuis le 28ᵉ degré de latitude jufqu'au 38ᵉ ou 40ᵉ, les
habitans deviennent mélancholiques dès l'âge de vingt-
cinq ans.

(46) Voyez Van-Swieten.

Les exhalaifons des pays marécageux & de ceux qui font inondés par de grandes rivières, font putrides, âcres & pénétrantes; elles fe communiquent à l'air qui agit fur le corps, en empêchant la tranfpiration, & en caufant la putréfaction des liqueurs les plus fubtiles & les plus volatiles : dans ce cas, le fang devient plus épais, d'un rouge plus noir, d'une faveur plus falée, plus âcre, parce que les parties les plus liquides fe diffipent par la tranfpiration & par les urines.

Les pays où l'on refpire un air froid & humide, & où il règne des brouillards pendant des mois entiers, comme en Angleterre, engendrent beaucoup de mélancholiques. L'Allemagne différant peu, par fon climat, de l'Angleterre, les peuples de cet empire feront portés à avoir la même maladie. Il en fera de même des Vénitiens, dont la ville eft entourée de la mer Adriatique; & des peuples du Nord.

Les alimens groffiers farineux, non fermentés; les viandes de difficile digeftion, falées & fumées (47); les habitations humides, au rez-de-chauffée; le défaut d'exercice, la diminution de la tranfpiration (48), difpofent le fang à devenir & à refter mélancholique pendant toute la vie.

Les boiffons d'eaux bourbeufes, marécageufes, de puits; les vins mal fermentés, auftères, noirs ou foncés en couleur; la bière épaiffe, le cidre, l'habitude & l'abus des liqueurs fpiritueufes (49), diffipent ce qu'il y a de plus fubtil dans le fang; & il ne refte que ce qu'il y a de plus épais, de plus compacte dans la circulation.

Tous ceux qui ont fait ufage pendant long-temps de remèdes purgatifs violens, principalement de remèdes minéraux, ceux qui ont fouffert de longues falivations, ou qui ont été tourmentés par des fueurs continuelles, font fujets à devenir mélancholiques, à caufe de la féchereffe produite

---

(47) Voyez Galien, de locis affectis; Hippocr. de victu acuto; Van-Swieten.
(48) Voyez Gorter, de frigido humore orto ex vifciditate, crudis humoribus, minutá horum copiá, denfitate, folidis laxa-

tis, ftagnatione humorum, frigidorum admiftione & adplicatione. C. 9 & 12, præcipuè §. 14.
(49) Voyez M. Lorry, t. I, p. 87.

par la diffipation des liqueurs. Une diète ou des jeûnes con-
tinués trop long-temps, ont les mêmes fuites.

Les boiffons froides, l'eau ou les autres liqueurs frappées
de glace, l'ufage des fruits acides, des aromates, des aftringens (50), des toniques, certains poifons (51), la vapeur
du charbon, celle de quelques efprits métalliques, l'ufage
immodéré de l'opium, du tabac, la morfure d'un animal en-
ragé, la maladie vénérienne, font autant de caufes de mélancholie : toutes ces caufes excitent une vive irritation dans
les nerfs, y occafionnent des fpafmes, ainfi que dans tout le
fyftême artériel (52).

Les exercices violens dans la première jeuneffe, avant
que le corps ait pris fa croiffance & ait acquis toute fa vigueur, diffipent les humeurs les plus fluides du corps, en-
durciffent les os & les artères, & difpofent ainfi le corps à la
mélancholie. Ces exercices font ceux du cheval, la danfe, la
chaffe, la courfe, les armes, fur-tout fi on s'y livre avec
excès & jufqu'à la fatigue. Il en eft de même des plaifirs
vénériens, fi on fe les permet à cet âge, & dans le temps
où l'on s'occupe des exercices dont nous venons de faire
mention (53).

L'éducation faite par des perfonnes d'un caractère dur,
difficile, colérique, emporté, ou qui ne connoiffent pas le
danger qu'il y a de faire peur aux enfans; la perte de la
liberté (54), des biens, de l'honneur; le changement de vie,

---

(50) Voyez Van-Swieten.
(51) Voyez Mathiole; David Stuart,
de Maniâ, in Medicinæ praxeos fyftemate
Caroli Wetfter, tom. II, p. 248.
(52) Voyez M. Lorry, tom. I, p. 88,
89.
(53) Voyez M. Lorry, tome I, p. 90;
Van-Swieten; & M. Lukianovitz Dani-
leuski, dans fa differtation de Ma. iftratu,
medico felicifimo, imprimée à Gottingue en
1784, qui met avec raifon au nombre des
caufes de la mélancholie & des fuicides,
fi communs aujourd'hui dans les grandes

villes, la mafturbation, paffion devenue
prefque générale dans les maifons d'éducation des deux fexes. Voyez le Traité de
l'Onanifme de M. Tiffot, celui de la
Nymphomanie, &c. &c.
(54) M. le confeiller de Balk, gentil-
homme de la Chambre de la cour de Ruf-
fie, d'une taille avantageufe, & âgé de
cinquante-cinq ans, fouffroit depuis neuf
ans de la pierre dans les reins & dans
la veffie : il rendoit fréquemment de petits graviers de la groffeur d'un grain de
poivre, ordinairement d'une couleur rou-

après en avoir mené une agréable, font autant de caufes de mélancholie (55) : voilà pourquoi tous ceux qui entrent dans un couvent à un âge avancé, deviennent mélancholiques.

---

geâtre, & quelquefois blanchâtre. L'expulfion de ces pierres étoit précédée de douleurs de reins, & de tous les malaifes qui ont coutume d'affecter les perfonnes attaquées de calcul, avant qu'il foit defcendu dans la veffie. De temps à autre, il étoit tourmenté d'ifchurie. Ayant été fondé, on reconnut qu'il avoit une pierre dans la veffie. Depuis quatre ans, il reffentoit, dans le mois d'août, des douleurs vives à l'eftomac, fuivies d'une jauniffe confidérable. Son caractère étoit violent : s'il fe mettoit en colère, la jauniffe reparoiffoit. Il ne fuivoit pas de régime exact, & fe prêtoit volontiers à tous les agrémens de la vie. Mais comme les chagrins & les événemens ne font point en notre pouvoir, il fut mis aux arrêts dans fa maifon, par ordre de la cour, (pour une faute qu'il n'avoit point commife.) Cet ordre l'anéantit, & lui fit craindre des malheurs plus grands & plus funeftes. Pendant fix femaines, il fut tourmenté jour & nuit par des frayeurs & des craintes continuelles, enforte qu'il defiroit fouvent que la mort vînt mettre fin à une exiftence fi trifte & fi miférable. Il fut attaqué de douleurs néphrétiques très-violentes, qui durèrent pendant plufieurs jours, & qui furent fuivies de la fortie de vingt-huit pierres femblables à celles qu'il avoit rendues précédemment. Il commençoit à éprouver quelque foulagement, lorfqu'on vint lui annoncer que fes parens étoient menacés d'une mort ignominieufe. Il renferma fon chagrin en lui-même, & ne fit aucune plainte ; mais il ne tarda pas à éprouver les douleurs les plus aiguës à la région de l'eftomac qui répond à l'épine du dos, & qui étoient accompagnées d'une petite fièvre, fans qu'il y eût de dureté dans le pouls. Des lavemens émolliens,

des boiffons aqueufes, des fomentations, une faignée au bras, appaiférent les douleurs ; le ventre s'ouvrit, & la jauniffe parut. M. le docteur Sanchès lui prefcrivit des boiffons apéritives, la teinture de rhubarbe, le favon & le tartre vitriolé : le mal parut céder, & on commençoit à efpérer des jours du malade ; mais de nouvelles angoiffes, de nouveaux chagrins, fuivis de défefpoir, rappelèrent les douleurs d'une manière fi cruelle, qu'il fembloit au malade qu'on lui enfonçât un poignard dans l'eftomac. Ni la faignée, ni les émolliens, tant internes qu'externes, ne purent lui procurer de calme pendant quatre heures. Le pouls n'étoit fenfible ni au carpe, ni au métatarfe ; on le fentoit feulement à l'artère temporale & à la carotide ; mais il étoit onduleux & intermittent. Les doigts des pieds & des mains étoient froids ; & ce qui parut fingulier à M. Sanchès, c'eft que, dans cet état, il pouvoit parler, boire, faire différens mouvemens, & que peu de temps avant fa mort, il remplit avec toute fa connoiffance & la plus grande réfignation, les devoirs de la religion. Le favant médecin de qui j'emprunte cette obfervation, la termine ainfi : » J'ajouterois plufieurs » chofes à cette obfervation, fi la dou- » leur qui m'accable ne m'en empêchoit, » étant déja inftruit, pour mon malheur, » de la vérité de cet adage d'Hippocrate, » que ce qu'il y a de plus fâcheux pour » un médecin, dans l'exercice de fon art, » eft de s'affliger trop vivement des mal- » heurs d'autrui. « (Obfervations manuf- crites de M. Sanchès.)

(55) Menus & triflitia diù durans, me-lancholiam fignificat. Hippocr. Aph. 23, fect. vj ; Celf. l. 2, c. 7, vigiliam addit.

La folitude, l'étude, la contention d'efprit (56), contribuent beaucoup à faire naître la mélancholie, non-feulement par la fituation forcée de la courbure du corps, qui gêne les vifcères employés à la chylification, mais encore parce que les perfonnes qui fe confacrent aux études, deviennent plus fufceptibles des impreffions de l'humidité & du froid. Suivant Celfe, ce font elles qui ont été les premiers malades, les premiers médecins, les premiers philofophes ; c'eft ce qui a fait appeler la mélancholie, par quelques médecins, le fruit des méditations.

L'oifiveté & la pareffe difpofent auffi à la mélancholie ; les peuples qui vivent dans l'indolence & la fainéantife, en font un exemple : tels font les efclaves du defpotifme ; car fi tous les fentimens vifs font nuifibles à la fanté, l'abfence de tout fentiment ne lui nuit pas moins.

Mais la caufe la plus propre à engendrer la mélancholie, eft de prolonger les veilles (57) : par-là les humeurs les plus fubtiles de notre corps font diffipées, & la réparation de celles qui font propres à la nutrition eft empêchée ; on fait qu'elle s'opère fur-tout pendant le fommeil. Cependant, comme il faut de la modération en tout, lorfque le fommeil eft prolongé au-delà de ce qui eft néceffaire, la chaleur du lit & la tranquillité diffipent ce qu'il y a de plus volatil, de plus fubtil dans les humeurs, & le fang devient alors plus épais, plus compact, plus denfe.

Si les chofes que l'on a fi mal-à-propos nommées nonnaturelles, font la caufe de la mélancholie, quand elles ne font pas réglées (58), les humeurs qui fe forment & qui reftent après plufieurs maladies, produifent les mêmes effets (59). Suivant les obfervations de Sanctorius, nous fommes plus pefans tous les mois pendant un jour ou deux ;

---

(56) Voyez M. Lorry, tome I, p. 90 ; Van-Swieten.

(57) Voyez Van-Swieten.

(58) C'eft ainfi qu'on a vu une forte indigeftion, caufer pendant le refte de la vie, tous les accidens de l'hypecondriacifme : les fibres de l'eftomac avoient été tellement diftendues, qu'elles avoient perdu tout leur reffort.

(59) Voyez M. Lorry, p. 266, t. I.

alors la nature fe débarraffe par les urines de ce qu'elle a de furabondant. Si la matière de cette excrétion eft retenue dans le corps par quelqu'une des caufes ci-deffus énoncées, elle fe jette dans la veine-porte, & produit la mélancholie.

Les fièvres chaudes, les fièvres intermittentes mal guéries (60), & traitées par une grande quantité de faignées, par des remèdes fudorifiques, fans évacuation critique, font la caufe la plus ordinaire de la mélancholie qui attaque les habitans des pays méridionaux. La goutte, la paffion hyftérique, le fcorbut, la pléthore fanguine, les skirrhes dans les vifcères, les habillemens trop étroits, font auffi des caufes de cette maladie.

Les hémorrhoïdes, les règles, les cautères fupprimés; les fueurs des extrémités arrêtées par des aftringens, par l'eau froide; les varices qui couloient auparavant, guéries fubitement, rendent la maffe du fang plus épaiffe, plus âcre, & par conféquent mélancholique (61).

Les tempéramens fanguins, bilieux, flegmatiques, peuvent devenir de nature mélancholique, s'ils font expofés à quelques-unes des caufes décrites ci-deffus, ou à quelques-unes des maladies que j'ai expofées.

Ainfi ceux qui font d'un tempérament fanguin, auront tous les caractères & éprouveront tous les effets du tempérament mélancholique, lorfque la partie la plus liquide du fang s'évaporera, & lorfque la partie bilieufe viendra à prendre le deffus.

Chez les perfonnes d'un tempérament bilieux, la partie la plus fubtile du fang étant évaporée, la bile perd fa partie favonneufe; elle eft réfineufe, âcre & corrofive: elle eft alors ce qu'on appelle *bile noire proprement dite*.

Les tempéramens flegmatiques tombent auffi dans la mélancholie, quand les parties les plus liquides des humeurs

---

(60) Voyez Van-Swieten. | *Nat. Curiof.* dec. 2, ann. 4, obferv. x;
(61) Voyez Galien; Sydenham; *Eph.* | Lorry, tom. I, p. 89, 277 & fuiv.

fe diffipent. Si ces humeurs, devenues plus épaiffes, plus
gluantes, acquièrent de l'acrimonie, elles acquièrent en
même temps les qualités qui conftituent la mélancholie (62).

Toutes ces différences de tempéramens & de conftitu-
tions, forment autant de diverfes efpèces de mélancholies.

Des caufes morales de la mélancholie.

J'appelle caufes morales de la mélancholie, celles qui,
abfolument dépendantes de l'efprit, agiffent fur le corps, &
produifent l'humeur qui donne naiffance à cette maladie.

Qu'un homme d'une bonne fanté, d'une bonne conftitution, & dans la fleur de l'âge, foit infulté d'une manière
grave, fans pouvoir obtenir de réparation, & fans avoir
efpérance de fe venger, le trouble qui en réfulte dans fon
ame, fuffit pour le faire tomber dans la mélancholie, &
dans tous les maux qu'elle entraîne (63).

---

(62) L'irritabilité paroit fiéger dans le
gluten huileux de notre corps (a). Les
enfans font plus irritables que les vieillards; ils ont plus de cette matière glutineufe, & les vieillards font plus fecs.
Les polypes & tous les animaux glutineux font très irritables, même par la
lumière; & toute l'irritabilité dont notre
corps eft doué, provient de ce gluten,
qui fert de lien aux fibres mufculaires.

Il fuit delà que la mélancholie, que l'atrabile, doit être plus ignée que le fang dans
fon état naturel, & que lorfque le gluten
huileux de notre corps eft furabondant dans
quelques-uns de fes vaiffeaux, il irrite les
fibres, les fait entrer en orgafme, excite la
fureur & produit la folie. Qui n'eft pas
faifi d'étonnement, en voyant la fureur,
l'efpèce de rage d'un taureau en chaleur,
& la tranquillité qui la fuit, après l'émiffion d'une humeur douce & glutineufe?

(a) Haller, *Comment. Acad. Reg. Gotting.*
tom. II, p. 152.

Alexandre Benoît rapporte qu'une femme
maniaque, courant les rues pendant la
nuit, entra toute nue dans une auberge,
où quinze hommes paffèrent fucceffive-
ment la nuit avec elle : fes mois, qui
avoient ceffé de fe montrer depuis plufieurs années, reparurent abondamment,
& le lendemain matin, elle fut guérie
radicalement, & fe retira couverte de
honte (b). On fait combien l'efprit eft
aliéné par la fureur utérine, par le faty-
riafis; fouvent l'émiffion d'une humeur
glutineufe plus brûlante que le refte des
humeurs, en eft le remède.

(63) Voyez Harvée. *Exercitat. pars
altera, de circuitu fanguinis*, pag. 149,
edit. Lugd. in-4°, 1737. Confultez l'hiftoire de la mort de Nerva, de l'empe-
reur Valentinien, de Venceflas roi de
Bohême. Voyez auffi *Zacuti Lufit. Prax.
mirab.* obf. 147.

(b) L. 1, c. 18.

Toutes

Toutes les paffions véhémentes fuffifent pour engendrer cette maladie. Un amour exceffif (64), la crainte (65), le chagrin (66), la trifteffe (67), la fuperftition, la tenfion de l'efprit; une paffion effrénée pour l'étude, pour les richeffes ou pour la gloire, font autant de caufes propres à lui donner naiffance.

A l'homme feul entre les animaux (dit Pline) font réfervés les regrets; à lui feul appartient ce luxe défordonné qu'exige comme à l'envi chaque articulation de fes membres; à lui feul l'ambition, l'avarice, le defir immodéré de la vie, la fuperftition, le foin précoce de fa fépulture, & l'inquiétude de ce qui doit arriver lorfqu'il n'exiftera plus. Nul n'eft fujet à une vie plus fragile, à des paffions plus fortes, à des peurs plus étranges, à des rages plus violentes.

Telles font les fources de la mélancholie produite par la force de l'imagination, même dans l'homme le plus fain &

---

(64) Voyez *Galen. Comment. 11 in Porrhet.* c. 55. *Marcell. Donat.* l. 3, hift. c. 13, p. 101, edit. Venet. 1597, in-4°. *Tulp.* l. 1, c. 22. *Terent. Eunuch.* act. 2, fcen. 1. *Virgil. Æneid.* iv, v. 65 & 82. *Bonfinnius rerum Hungaric.* l. 3, dec. 3. *Octav. Brancifort. Epifcop. Catanenf. de Animorum perturbationibus.* Cataneæ, 1632. Le Taffe fut atteint de folie pendant quatorze ans, par l'amour exceffif qu'il avoit conçu pour une dame de qualité.

(65) Plater rapporte dans fes obfervations, l. 1, p. 34 & 35, qu'une jeune fille ayant vu le cadavre d'un criminel qui avoit été pendu, & que quelqu'un avoit fait remuer en lui lançant une pierre, fe perfuada que ce malheureux refpiroit encore : elle fut faifie d'une telle frayeur, qu'elle revint chez elle trifte & mélancholique, continuellement agitée d'un tremblement univerfel, qui fut bientôt fuivi des convulfions & de la mort. La maladie de Charles VI fut occafionnée en partie par la frayeur.

(66) *Cura gravis morbus. Hipp. de morbis*, edit. *Vanderlinden*, t. 2, p. 93, §. 70. *Ovid.* Epift. 4, l. 1, *de Ponto.*

Cura quoque interdùm nulla eft medicabilis arte ;

Aut, fi fit, longâ eft extenuanda morâ.

(67) *Qui mœrore conficiuntur, fi fint corpore firmo & lacertofo, tunc in hæmoptyfim & phthifim incidunt ; at qui fibrâ debili, & corpore minùs firmo donantur, morbis nervorum, v. g. hypocondriâ & hyfteriâ afficiuntur. Beata Andrewna, virago mafculo geftu, animo elato, triginta annos nata, aulica à camerâ Auguftâ Ruthenicâ, expulfa illinc in mœrorem incidit ; hæmoptyca, macra fit, lacte & parvis fanguinis detractionibus per annum ferè reftituta, pofteà incidit melancholica, taciturna, omnem victum, potum, ac medicamenta refpuens, tandem moritur. Semper in luctu vixit, poftquàm ex aulâ fuerat expulfa.* Extrait des manufcrits de M. le docteur Sanchès. Voyez auffi l'Hiftoire d'Artémife, &c. &c.

E

de la meilleure conſtitution. Toutes ces paſſions, toutes ces
inquiétudes de l'ame ſont autant d'aiguillons qui agiſſent
ſur notre corps, & cauſent un ſpaſme général, un ſerrement
& une tenſion de toutes les parties ; d'où ſuivent la contrac-
tion des artères, la gêne & le retard de la circulation, de
même que l'évaporation des humeurs les plus ſubtiles & les
plus volatiles par la tranſpiration ou par un flux d'urine plus
abondant ; ce qui rend le ſang plus épais, plus glutineux.

Halley, médecin de l'hôpital de Londres, a aſſuré au
docteur Mead, qu'il n'avoit jamais vu tant de maniaques à
Londres, que depuis l'année 1721, temps du fameux ſyſ-
tême de Law : les grandes fortunes & les grandes pertes dé-
rangèrent l'eſprit par l'exceſſive joie & l'exceſſif chagrin. Le
même médecin a obſervé que l'excès de la joie étoit encore plus capable de produire ce déſordre d'eſprit, que
l'excès du chagrin (68). Mais il n'y a rien qui nuiſe plus à
l'eſprit, que l'amour & la ſuperſtition, ou une religion mal
entendue. L'amour eſt toujours environné de ſoupçons,
d'eſpérance, de crainte, de joie, de colère, de haine. La
ſuperſtition ou la fauſſe religion a auſſi, ſur les objets de
ſon culte & de ſa ferveur, des craintes & des ſollicitudes
qu'elle porte trop loin (69).

---

(68) Voyez Richard Mead, *de Inſaniâ*;
Van-Swieten ; Lorry, tom. 1, p. 92, 93.

(69) M. Lukianovitz Danilevski rapporte le fait ſuivant, dans ſa diſſerta-
tion *de Magiſtratu medico feliciſſimo*, p. 32
& ſuiv. Une femme qui s'imaginoit être
conſumée par les flammes de l'enfer, re-
fuſoit toute nourriture, pouſſoit des hur-
lemens affreux, & rejetoit ſur ſon mari,
qu'elle avoit des raiſons de croire infidèle, les cauſes de ſa damnation. On ne
put faire prendre aucun remède à cette
malheureuſe, deſſéchée juſqu'aux os. Le
temps affoiblit ſes remords, & elle re-
couvra à la fin une ſanté parfaite. Les
exemples de ces ſortes de déſeſpoirs ne
ſont pas rares ; j'en pourrois citer beau-

coup, & quelques-uns dont j'ai été té-
moin.

C'eſt cette eſpèce de mélancholie que
M. de Sauvages a décrite dans ſa No-
ſologie, ſous le nom de *mélancholie re-
ligieuſe*, qui a exiſté de tous les temps.
» Il y a une autre ſorte de manie, dit Aré-
» tée : ceux qui en ſont attaqués ſe dé-
» chirent les membres ; ils y ſont excités
» par des idées pieuſes, s'imaginant que
» cette action les rend plus agréables à la
» divinité qu'ils révèrent, & que leurs
» dieux exigent cette ſorte de mortifica-
» tion. Ce genre de fureur ne les tient que
» par rapport à cette idée ſuperſtitieuſe,
» à cette opinion de religion ; dans toute
» autre choſe ils ſont raiſonnables & ſen-

Si l'on compare les deux espèces de mélancholie, l'une produite par une cause morale, l'autre par une cause physique, on verra qu'elles sont les mêmes quant aux accidens, & qu'elles se terminent de la même manière ; toutes deux sont du ressort de la médecine : elles trouvent sans doute leur principal remède dans la gaieté & dans la dissipation; mais elles exigent un traitement suivi, qui, en rendant l'état du corps meilleur, permette à l'esprit de se livrer à ces douces émotions, qui fuient les individus dont les organes sont malades.

Il eût été inutile de parler de la nature de la mélancholie, de ses effets, de ses causes, si je n'avois eu l'intention d'exposer les indications & les moyens propres à la guérir.

CURATION.

En général on agit avec les mélancholiques, sur-tout dans le troisième degré de la maladie, comme avec les bêtes féroces : on leur parle durement & d'un ton d'autorité ; on va même jusqu'à les frapper. Quelquefois, à force de coups, on imprime de la terreur dans leur esprit, & ils reviennent à eux. Van-Helmont conseille de les plonger sous l'eau, & de les y tenir quelques instans : dans ce cas, l'angoisse qu'ils ressentent leur rend la raison. Les observations de plusieurs auteurs prouvent que des maniaques ont recouvré leur raison par l'effroi que le bruit ou la vue de la foudre leur avoit imprimé, ou à la suite d'une chûte considérable, qui avoit produit une violente secousse, une douleur vive, & souvent la fracture d'un membre (70).

» fés. Ils sont excités à ce genre de folie » par le son de la flûte, ou par quelque » autre amusement, par l'ivresse ou par » les exhortations des assistans. Cette es- » pèce de délire provient de l'enthou- » siasme; lorsque leur fougue est passée, » ils sont gais, tranquilles, & pensent » être initiés à la cour des dieux. Ces » maniaques sont maigres, décolorés ;

» leur corps est long-temps malade des » blessures profondes qu'ils se font faites. « (*Aretæi Cappad. de causis & signis diuturnorum affectum*, l. 1, c. 6, p. 33.)

(70) On sait que la peur a guéri quelquefois la goutte, la fièvre quarte, des rhumatismes ; mais elle a aussi produit des hydropisies, des paralysies, des hernies, des suppressions, des skirrhes, des

Ces accidens peuvent quelquefois faire perdre les idées folles, *idæas dementes*, felon l'expreſſion de Van-Helmont; mais ils ne détruiſent pas l'humeur mélancholique, toujours dépoſée dans les viſcères du bas-ventre; humeur qu'il faut combattre par des remèdes convenables. D'ailleurs, il arrive le plus ſouvent que ſi on contrarie ces malades, ſi on les irrite, on ne fait qu'aggraver leur état. Dans le commencement, l'affabilité, la complaiſance de leurs amis (71), la douceur, les promeſſes de leurs médecins (72), ſont capables de contribuer beaucoup à leur guériſon (73). Un homme d'eſprit peut ſouvent, par des tromperies permiſes, faire revenir ces malades de leurs fantaiſies. C'eſt ainſi que M. Antoine Petit guérit, il y a quelques années, un homme perſuadé qu'il devoit mourir, d'après les prédictions d'un

---

cancers, des tremblemens, des convulſions, des contractions de nerfs, des hémorrhagies, l'épilepſie, la démence, la petite-vérole, &c. &c. Je connois une dame qui étoit attaquée depuis long-temps d'une mélancholie qui n'avoit pu céder aux remèdes que des médecins très-inſtruits lui avoient adminiſtrés. On l'engagea à aller à la campagne : on la conduiſit dans une maiſon où il y avoit un canal, & on la jeta dans l'eau ſans qu'elle s'y attendît. Des pêcheurs étoient diſpoſés pour la retirer promptement. L'effroi lui rendit la raiſon, qu'elle a conſervée pendant ſept ans: mais depuis ſix mois, elle eſt retombée dans ſon ancien état. Tous les remèdes qu'on lui a adminiſtrées échouent. On a voulu tenter de nouveau de la jeter dans un canal ; mais elle ſe méfie de tous ceux qui l'approchent, & elle s'éloigne avec précipitation, toutes les fois qu'elle apperçoit de l'eau dans les endroits où elle ſe promène.

(71) *Nunquam ſit mens otioſa, nunquam ſolitudinem petat : amico aperiendum imum pectus.* Senec. *de Tranquill. animi*, c. 7. *Optimum eſt amicum fidelem nanciſoi,*

in quem ſecreta noſtra infundamus. Nihil æquè oblectent animum quàm ubi ſunt præparata pectora, in quæ tutò ſecreta deſcendant, quorum conſcientia æquè tuta, quorum ſermo ſolitudinem leniat, ſententia conſilium expediat, hilaritas triſtitiam diſſipet, conſpectuſque ipſe delectet.

(72) C'eſt pour cela qu'Hippocrate appelle ιητρον le médecin qui guérit non-ſeulement les maladies du corps, mais encore celles de l'eſprit.

(73) C'eſt dès le commencement de la maladie, que la gaieté & la diſſipation, ſi recommandées & ſi recommandables, peuvent avoir leur utilité ; c'eſt-là le moment où le meilleur médecin eſt le bon ami qui ſait diſtraire à propos & charmer tous les momens de la vie. C'eſt ici le lieu de faire une juſte application de ce précepte ſi utile en morale & en phyſique, *principiis obſta*. Si on en laiſſe échapper l'occaſion, la maladie s'enracine de plus en plus, & fait des progrès difficiles à arrêter : bien ſouvent elle dégénère en une maladie mortelle. Voyez Traité des principaux objets de Médecine, tome II, p. 32.

diſeur d'horoſcopes. M. Petit, qui en étoit inſtruit, ſe pré-
ſente ſous le nom & l'habit d'un magicien ; il raconte au malade tout ce qui lui étoit arrivé, convient avec lui que la per-
ſonne dont il tenoit les prédictions, ſavoit parfaitement la
chiromancie ; mais il l'aſſura qu'elle s'étoit trompée ſur un
article très-important ; c'étoit de n'avoir pas fait aſſez d'attention à la ligne de vie, qui lui avoit paru interrompue,
& qui paroiſſoit l'être effectivement au premier coup-d'œil :
qu'en y regardant attentivement, elle ſe feroit apperçue que
cette interruption n'étoit qu'apparente. M. Petit ſoutint que
le malade n'avoit point à craindre la mort ; que le peu de
ſaillie de la ligne de vie dans cet endroit, annonçoit réellement une maladie que le malade venoit d'éprouver, & qu'il
vivroit encore trente années, &c. &c. Ce diſcours prononcé
d'un ton affirmatif, raſſura & tranquilliſa le mélancholique
émerveillé, qui fut guéri pour quelque temps.

Une fille mélancholique s'imaginoit avoir des relations
avec le prophète Habacuc, & ne vouloit faire aucun des remèdes qu'on lui avoit preſcrits, parce que ceux qui les lui
avoient conſeillés avoient voulu lui prouver le peu de fondement de ſes converſations avec Habacuc. Un autre médecin lui déclara qu'il étoit perſuadé de la vérité de ce
qu'elle diſoit ; qu'il avoit auſſi l'avantage d'être lié intimé-
ment avec le prophète Habacuc ; qu'il le voyoit ſouvent,
& que le jour même, devant avoir un entretien avec lui,
il le lui ameneroit dans l'après-midi, ou au moins il lui
remettroit des lettres de ſa part. Il remit effectivement le
même jour à la malade des lettres ſignées Habacuc, qui lui
enjoignoient de ſuivre exactement le régime & les remèdes
de ſon médecin, &c. &c. Elle ſe ſoumit à tout, & ne tarda
pas à recouvrer ſa ſanté.

C'eſt de la même manière que fut guéri un Indien mélancholique. Il ne vouloit point uriner, de crainte d'inonder
tout le Biſnagar. Son médecin entre chez lui avec vivacité,
en lui annonçant que le feu alloit incendier la capitale du
Biſnagar, s'il n'avoit la complaiſance de rendre ſes urines.

L'Indien, qui étoit près de périr, écouta ce raisonnement; il urina & guérit.

Zacut le Portugais rectifia les idées d'un mélancholique de la manière suivante. Ce malade s'imaginoit avoir toujours froid, & se mettoit auprès du feu le plus ardent dans les plus grandes chaleurs de l'été. Zacut l'ayant fait revêtir de peaux de mouton imbibées d'eau-de-vie, y fit mettre le feu : le malade fut si satisfait de se voir au milieu des flammes, qu'il sautoit d'aise, en criant qu'enfin il avoit chaud; ce qui le guérit entièrement de son imagination déréglée (74).

« Les remèdes, dit Celse, propres à guérir l'esprit, doivent être différens, selon la nature de la folie. Il y a des phrénétiques dont il faut bannir les vaines terreurs, comme on en usoit à l'égard d'un homme fort riche, qui avoit peur de mourir de faim; on lui annonçoit de fausses successions. Il s'agit de réprimer l'audace de quelques-uns; on est même obligé quelquefois de les frapper pour les contenir (75). On doit arrêter les ris insensés de ceux-ci, par les réprimandes & les menaces; chasser la tristesse de l'esprit de ceux-là, par la musique & le bruit des instrumens. Il convient cependant de se prêter souvent à leurs idées, & de tâcher de ramener peu à peu leur esprit de la folie à la raison. Par exemple, si c'est un homme de lettres, on lui lira quelque ouvrage correctement, dans le cas où cette manière de lire paroîtroit lui plaire : ou l'on feroit à dessein quelque faute, dans l'intention de le choquer, d'exciter son attention, & de l'engager à chercher le sens de l'auteur, pour rectifier ce qu'on lui a lu; il faut même obliger ces sortes de malades à répéter par cœur ce qu'ils peuvent avoir retenu.

---

(74) *Zacuti-Lusitani, de praxi Medicâ admirandâ*, lib. 1, obs. 44; voyez aussi l'observation 45.

(75) *Dùm Nosocomii Physicam agere incepi, pro more sueto hoc remedium (verbera, castigationes) accuratissimè ab invigilantibus fuit administratum, & tam strenuè percutiebant sæpè miseros, ut causticis & vesicatoriis opus non habuerim, quemadmodùm tales homines sæpè deteriores fiunt licentiâ, & magis insaniebant, quàm stultus in ergastulo suo; pro auctoritate meâ cuncta verbera penitùs inhibui.* Maximil. Locher, *de Maniâ*, cap. 3, p. 74.

On en a déterminé à prendre de la nourriture, quoiqu'ils l'euffent refufée, en les mettant au milieu de gens qui étoient à table.»

Le même auteur ajoute dans un autre endroit : «Il faut bannir la crainte de leur efprit, leur donner toujours bonne efpérance, les amufer & les diffiper par des hiftoires & des jeux qui leur plaifoient lorfqu'ils étoient en fanté, louer leurs ouvrages & les leur mettre devant les yeux, s'ils en ont fait quelques-uns, leur reprocher doucement leur trif-teffe, en les affurant qu'elle n'eft point fondée, & qu'ils de-vroient plutôt fe réjouir que s'attrifter des chofes qui leur donnent de l'inquiétude.»

> *Sunt verba & voces quibus hunc lenire dolorem*
> *Poffis , & magnam morbi depellere partem.*

Je diviferai le traitement de la mélancholie en diététique & en médicamenteux.

Les moyens diététiques, qui fur-tout conviennent dans la mélancholie dont les caufes font dans l'efprit, fe réduifent aux fuivans.

1°. Les voyages (76). On ordonne au malade de voyager à petites journées; on l'envoie à des eaux minérales éloi-gnées de l'endroit de fa réfidence; on l'engage d'aller à che-val (77), ou dans une voiture qu'il foit obligé de conduire lui-même, afin qu'il ait un peu d'attention, & qu'il foit dé-tourné des idées triftes qui le tourmentent continuellement. Si cependant fa fortune ne lui permettoit pas de faire ces dépenfes, on lui confeille l'exercice à pied, en lui recom-mandant de n'être jamais feul, de varier fes promenades,

---

(76) *Ideò remedium in eo fitum eft ut tota corporis compages , firmior, robuftior-que reddatur , per longas peregrinationes , motum , fpem. Vide Hoffmannum, in differt. de peregrinationibus inftituendis fanitatis caufâ ; & Differt. de morbis cœli mutatione medendis. Auct. Jac, Gregory.* Edimburgi,

1776, in-8°, p. 128 & feq.

(77) Voyez la thèfe foutenue à Paris, le 12 décembre 1737, par M. Belletefte, fous la préfidence de L. Cl. Boudelin : *An hypocondriaci morbi remedium, equita-tio? Concl. affirm.* & Sydenham, p. 414 & 415.

de choifir fur-tout des endroits agréablement fitués & décou‑
verts (78).

2°. La mufique. Tout le monde connoît les effets & les
changemens que la mufique produit fur l'efprit & fur les
nerfs, ainfi que fur d'autres parties folides de notre corps (79).

3°. Les occupations quelquefois férieufes, mais variées,
qui, très‑fouvent, caufent une diftraction avantageufe.
D'autres fois les mélancholiques doivent éviter la fatigue
de penfer, & vivre comme les enfans.

4°. Une habitation fpacieufe, dont le plancher foit élevé,
dont la vue foit agréable & variée, & qui foit expofée au
midi.

5°. Les frictions. Les anciens les ont beaucoup recom‑
mandées. On les fait fur tout le corps, foit avec une broffe
douce, foit avec une flanelle, quelquefois fur les vertèbres
dorfales, & depuis la plante des pieds jufqu'aux mollets,
avec l'huile d'olives dans laquelle on a diffous du mithridate.
On peut auffi fe fervir du liniment volatil de la pharmacopée
de Londres, ou de la teinture de cantharides, ou du lini‑
ment volatil fuivant.

Prenez d'efprit volatil de fel ammoniac, une once.

de camphre diffous dans l'efprit-de-vin, trois gros.

de liniment volatil, fix gros.

d'onguent nerval, demi-once.

d'huile de poix,
de palma-chrifti, } de chaque une once.

de baume du Pérou, deux onces.

Mêlez, faites un liniment, pour en frotter la colonne ver‑
tébrale, & les pieds & les jambes jufqu'aux mollets.

---

(78) Un air libre & abondant donne
au corps & à l'efprit un nouveau ton, en
renouvellant la vigueur de l'ame. Voyez
le traité de Melancholiâ de M. Lorry,
tome II, p. 214, 215 & 232.

(79) Voyez la thèfe foutenue à Paris,
le 28 mars 1737, par Guy-André Gar‑
nier, fous la préfidence d'Elie Col-de-
Villars; An melancholicis mufica? Voyez

auffi Illuſtr. Albrechti de Muſices in corpus
animatum effectibus. Clariſſ. Juſti Godofredi
Gunz in Hippocratis libello de humoribus,
p. 224, not. 95. ubi morbos enumerat quos
antiqui muficâ curabant. Doctiſſ. Annæ-
Caroli Lorry, de Melancholiâ & morbis
melancholicis. Lutetiæ Pariſiorum, apud
Guillelmum Cavelier, 1765, 2 vol. in-8°.

Les

Les vêtemens de flanelle portés fur la peau font recommandés par Bacon aux perfonnes dont la mélancholie a pour caufe le relâchement des nerfs, la mobilité, la foibleffe des efprits, & à celles qui font maigres, & toujours en tranfpiration (80).

6°. L'aifance dans les habillemens. Si le malade eft accoutumé à porter des habits trop étroits, qui gênent la circulation, on les lui fera quitter fur le champ, pour en prendre d'autres où il fera moins gêné.

7°. Le changement d'habitation. S'il vit dans un pays froid, il lui fera plus avantageux d'aller demeurer dans un climat plus chaud, tel que l'Efpagne, le Portugal, l'Italie, la Provence, le Languedoc; il doit éviter cependant la chaleur immodérée, qui produiroit des fueurs nuifibles, & un trop grand relâchement dans les vaiffeaux. Si l'état de fes affaires ne lui permettoit pas de fe déplacer, alors il remédieroit à la conftitution froide du pays, foit par des vêtemens plus chauds, foit en entretenant dans fon logement une douce chaleur.

8°. Il faut éviter l'abus des liqueurs fpiritueufes, des narcotiques, des aftringens, des aromatiques, des plaifirs vénériens.

9°. Si les chagrins ont produit la mélancholie, fi l'on a perdu un parent, un ami chéri, la philofophie eft alors le feul remède. S'agit-il de la perte de la fortune, il eft heureux de trouver quelqu'un qui la répare : tel a été l'acte généreux d'un célèbre médecin de cette ville, à l'égard d'un banquier qui, ayant éprouvé des pertes confidérables, étoit fur le point de ceffer fes paiemens : il lui furvint des fymptômes nerveux, que le médecin jugea être l'effet du chagrin & de l'inquiétude. Le malade ne voulant pas avouer ce qui pouvoit l'affecter, fon époufe en fit la confidence au médecin, qu'elle reconduifit. Il leur manquoit, pour fatisfaire

---

(80) *Baco Hiftor. vitæ & mortis*, p. 287, §. 26.

F

à des échéances très-prochaines, vingt mille livres, dont aucun ami n'avoit pu leur faire l'avance. Le médecin (M. BOUVART) revint peu d'heures après, prier le malade d'accepter cette fomme, & ne lui prefcrivit point de remèdes : la guérifon fut prompte.

REMÈDES GÉNÉRAUX.

Lorfqu'il y a pléthore, ce qui peut arriver par la fuppreffion des règles ou du flux hémorrhoïdal, il eft néceffaire d'avoir recours à la faignée, que l'on pratique au pied & à la jugulaire (81), ou aux vaiffeaux hémorrhoïdaux, par le moyen des fangfues : on s'oppofe enfuite au renouvellement de cette pléthore, en augmentant la tranfpiration habituelle par un exercice modéré, en mettant le malade à une nourriture légère, peu abondante, en lui faifant prendre fur-tout, avec fobriété, des alimens tirés du règne animal.

Dans les circonftances où les premières voies font remplies d'humeur, on fait vomir le malade avec l'ipécacuanha, & on lui prefcrit l'ufage des remèdes anti-acides, tels que la magnéfie, les pierres d'écreviffes, le favon amygdalin, les fels alkalis, unis à ces mêmes remèdes : on le purge enfuite une ou deux fois, & on entretient le ventre libre par le moyen de doux laxatifs, tels que la crême de tartre, le tartre foluble, l'eau de mer, un mélange de manne, d'huile

---

(81) *In quibus plethora, ætas florida, robur, fuetæ excretiones fanguinis fuppreffæ, prægreffa vivendi ratio, pulfus ipfe depletionem indicant, largas & repetitas jubeo celebrari venæ fectiones. Sectio venæ jugularis mihi maximè in ufu eft, tusâ fimul venâ in pede. Dolendum certè, quòd ufus fectionis venæ jugularis quafi exoleverit, quam non folum in mania efficacem fcimus, verum & in apoplexiâ, morbifque capitis medici omnes propofuerunt. Fateor quòd multos habuerim maniacos qui non priùs rediè-* *runt ad fe quàm dùm per iteratas fanguinis extractiones, & veficatoria applicata quafi debilitati fuerunt. Non tamen contendo hanc methodum in omni maniâ effe adhibendam, maximè verò eft evitanda in illa maniæ fpecie de qua celeberrimus Sydenham mentionem fecit, quæ ex inertiâ & defectu humorum, vel poft morbum chronicum ex debilitate fubfequitur, in quâ fola reficientia, cardiaca & nutrientia, integram curam abfolvunt.* Maximil. Locher, c. 3, *de maniâ*, p. 60.

d'amandes douces, de pulpe de caffe ou de tamarins ; ou, à la manière de M. de Canvane, avec quelques cuillerées du mélange fuivant.

Prenez d'huile de palma-chrifti, une demi-once.
de mucilage de gomme arabique, deux gros.
d'eau de menthe poivrée, une once.
de teinture de quinquina,
    de petit cardamome, } un gros de chaq.
de firop d'écorce d'orange, une demi-once.

On fait que quand la mélancholie dépend de la goutte, du fcorbut, de la paffion hyftérique, des skirrhes dans les vifcères, il faut avoir recours aux remèdes propres à ces maladies ; & que dans les accès de fureur, on doit employer les bains & les douches d'eau légèrement froide, ou un mélange d'eau coupée avec partie égale de vinaigre, appliqué fur le front & fur toute la tête, après l'avoir rafée : on a foin de réitérer ce remède plufieurs fois dans la journée, par le moyen de mouchoirs ou de ferviettes trempées dans le mélange d'eau & de vinaigre, dont on a foin d'envelopper la tête du malade.

CURATION PARTICULIÈRE.

1°. *Curation du premier état.*

Les moyens particuliers confiftent, 1°. à ramollir tout le corps ; 2°. à rendre au fang le ferum qui lui manque ; 3°. à diffoudre, par des remèdes favonneux, la partie glutineufe & huileufe du fang détenue dans toute l'étendue de la veine-porte ; 4°. à entretenir la tranfpiration & à la favorifer ; 5°. à donner plus de force & de vigueur à tout le corps.

Les bains, foit fimples, foit compofés avec des herbes émollientes, les lavemens émolliens & adouciffans, les eaux minérales, telles que celles de Spa, d'Aix-la-Chapelle, de Carlsbad (82) ; les boiſſons aqueuſes & adouciſſantes, telles que la décoction d'orge édulcorée avec le firop violat, le petit-lait ; les bouillons de veau, de poulet émulſionnés ; les bouillons d'herbes potagères, les légumes, les fruits fondans, relâchans (83), la diète lactée (84), rempliront la première & la ſeconde indication, quoiqu'il ſoit im-poſſible de changer entièrement le corps par le choix des alimens.

La troiſième indication ſera remplie par les ſavons médici-naux, les plantes chicoracées, les baumes naturels unis aux liqueurs éthérées.

Et la quatrième, en faiſant porter aux malades des vête-mens de flanelle ſur la peau, & en pratiquant des frictions, le ſoir & le matin, de la manière dont je l'ai conſeillé.

On ſatisfait à la cinquième enfin, par l'exercice, la pro-menade, les jeux qui demandent du mouvement, tels que

---

(82) On vante, pour guérir cette ma-ladie, les eaux d'Aix-la-Chapelle. *Bi-lem atram ex intimis abdominalium receſſi-bus, emolliendo, ſtimulando, ad feceſſum vel egreſſum follicitant, & pluſquàm ulla alia blandè evacuant, ſic hypocondriacos, ictericos, melancholicos curant, & ſi quædam præparata martialia cum pilulis gummo-fis, amaris extractis, ſaponaceis jungantur, vires & vices Spadanarum aquarum in ſol-vendo & educendo ſuperant.* Extrait d'une lettre de M. le docteur Gartzwiller, à M. le docteur A. Ribeiro Sanchès, 12 août 1744. Il en eſt de même des eaux de Carlsbad, petite ville de Bohême à 3 lieues d'Enl-bogen. Voyez *Jo. Chriſtiani Tillingii M. D. Obſervationes med. ſingulares circà verum uſum thermarum Carolinarum in diverſis morbis inſtitutæ.* Lipſiæ, impenſis Gledit-ſchianis, 1751, in-8°, obſ. 12 & 13. Voyez auſſi les Recherches ſur les mala-dies chroniques, de MM. de Bordeu, p. 148 & ſuiv. ſur les bons effets des eaux chaudes de Bagnères, de Barèges.

(83) Voyez le Traité des principaux objets de Médecine ; & l'ouvrage de M. Lorry, tome II, p. 221 & ſuiv.

(84) Le lait, entre autres, m'a mer-veilleuſement réuſſi : bien des fois il m'eſt arrivé de le preſcrire à des perſonnes ſu-jettes aux coliques, aux vents & à des nauſées habituelles. S'il ne leur a pas tou-jours ôté ces accidens, du moins les a-t-il diminués. Les malades, après l'avoir pris, ont éprouvé un calme qui les étonnoir. Je l'ai ſubſtitué avec beaucoup d'avantage au ſel de duobus, dont on a coutume de gorger les femmes en couche. Le lait adoucit & calme ; il peut donc empê-cher le ſpafme & l'irrégularité dans le mouvement des nerfs ; par cela même il devient fondant : auſſi très-ſouvent, faute de s'être formé une juſte idée de la coc-tion, on prend pour un mauvais effet du lait, ce qui en prouve l'efficacité, &c. *Traité des principaux objets de médecine*, Paris, Lacombe, 1766, tome II, p. 100.

la paume, le billard, la balle, le ballon, &c. & par l'usage
des amers. Le remède suivant réussit très-souvent.

Prenez de quinquina en poudre, deux onces.

de racine de gentiane, } en poudre, de chaq. 6 gros.
d'écorce d'oranges, }

Faites infuser au bain-marie pendant six jours dans une pinte
d'eau-de-vie, & conservez la colature, dont on prend une
cuillerée à bouche après chaque repas. On peut ajouter sur
la totalité une demi-once de teinture de petit cardamome,
d'esprit de romarin ou d'esprit de lavande composé.

2°. Curation du second état.

La curation du second état est fort difficile : souvent le
médecin est obligé d'accorder aux malades des choses qui
sont contraires à sa maladie, afin d'obtenir de lui qu'il use
dans la suite des remèdes nécessaires, & qu'il observe un
meilleur régime. Un médecin, dans cette occasion, ne doit
jamais oublier que les maladies lentes à se former ne se gué-
rissent qu'avec lenteur.

Comme les premiers symptômes sont la foiblesse de l'estomac, & une continuité de mauvaises digestions, produites par l'abus des alimens salés, épicés, par l'usage fréquent des liqueurs spiritueuses, par le vice des levains
digestifs qui sont trop âcres, trop salés, trop acides, on
ramenera le malade à l'usage des alimens adoucissans, hu-
mectans & faciles à digérer. La boisson sera de l'eau panée,
une dissolution d'un gros ou deux d'extrait de chiendent,
l'eau rougie d'un peu de vin, ou la décoction d'une dou-
zaine de baies de genièvre écrâsées. On peut aussi lui
donner de temps en temps quelques verres d'eau de gou-
dron légère, édulcorée avec du sucre, ou quelques sirops
agréables.

La nourriture consistera en potage, en viande blanche
bouillie ou rôtie, en poisson léger, cuit à l'eau, ou au bouil-
lon, ou sur le gril, tels que le merlan, la limande, la sole, la

perche, la carpe, la plie, le carlet, fuivant l'endroit qu'ha-
bite le malade; & en légumes de facile digeftion, accom-
modés au gras. Le pain fera bien fermenté, bien cuit. Il
mangera peu le foir.

Comme les alimens paffent avec peine, on pourra les
affaifonner avec la canelle, la mufcade, le poivre, la mou-
tarde, le gérofle, mais à petites dofes : ces aromates augmentent le mouvement périftaltique des inteftins, & faci-
litent la digeftion.

On aura foin de tenir le ventre libre par quelques-uns des
moyens décrits ci-deffus.

La douleur du cardia & les autres fymptômes fpafmodi-
ques ne cèdent pas quelquefois aux moyens que je prefcris;
alors on a recours au mufc, à l'opium, au camphre (85),
& fur-tout aux gommes fétides : on peut auffi employer les
fleurs de zinc.

Il faut chercher à rétablir le ton de tout le fyftême vaf-
culaire, & principalement celui de l'eftomac & du canal in-
teftinal, en augmentant fon irritabilité, & en diminuant
l'efpèce de ftupeur dont il eft affecté.

Parmi les remèdes les plus propres à remplir cette indication, on compte, 1°. le quinquina, la racine de columbo,
celle de gentiane, l'écorce d'orange, les femences de petit
cardamome, la canelle; la fumeterre (86); 2°. les antifcor-
butiques, parmi lefquels on choifit le cochléaria, la capu-
cine, le creffon de fontaine, la racine de raifort; 3°. le mars
& les préparations martiales (87). On donne ces remèdes
fous différentes formes; on les donne feuls ou réunis : on

---

(85) Voyez *Notationes & Obferv. in*
Rich. Mead Mon. & Præcep. med. Cliffion
Wintringham, p. 62 & fuiv. édit. de Paris.
　(86) *Homines fapientes hypocondriaci,*
cum leni flavedine cutis, laborant melan-
choliâ & anxietate, & putantur effe phan-
taftici. Hos ego curo diuturno ufu grami-
nis, cichorci, taraxaci, fumariæ, beca-

bungæ & nafturtii ; tum verò incipiunt ha-
bere fæces alvinas arenulis plenas, fed paulò
majoribus quàm arenæ vulgares. Boerh.vii
prælect. de calculo. Voyez auffi Sydenham,
p. 412.
　(87) Voyez Sydenham, pag. 404 &
fuiv.

commence toujours par les plus doux, pour paſſer enſuite aux plus forts ; on les fait prendre ou en infuſion , ou en décoction, ou en teinture, ou en pilules, ſuivant leur nature. On proportionne leur doſe aux forces & à l'âge du malade (88).

Les remèdes ſuivans m'ont ſouvent réuſſi dans ce cas :

Prenez de gomme ammoniaque,
    d'opopanax ,
    de criſtaux de tartre,   } de chaque un gros.
    de rhubarbe ,
    de ſafran de mars apéritif,
    de ſafran oriental , un ſcrupule.

Faites des pilules du poids de cinq grains.

On en prend une toutes les quatre heures , buvant par deſſus deux cuillerées à bouche de la mixture ſuivante.

Prenez d'eſprit de cochléaria , une demi-once.
    de teinture de myrrhe, une demi-once.
    d'eſprit de nitre dulcifié, trois gros.
    d'eau diſtillée d'écorce d'oranges ,
        de canelle,
        de menthe poivrée, } de chaq. 3 onc.
        de méliſſe ,
    de rob de ſureau, une once & demie.
    de ſirop des cinq racines, une once.

Mêlez.

3°. *Curation du troiſième état.*

Lorſque la maladie eſt parvenue à ce point, elle eſt preſque déſeſpérée : cependant un médecin ne doit pas abandonner le malade ; il doit, au contraire, redoubler d'efforts pour le ſauver du danger. C'eſt alors qu'il faut ramener la nature ,

---

(88) Il faut obſerver cependant que les remèdes donnés ſous forme ſolide, agiſſent plus puiſſamment & plus promp- tement qu'en infuſion & en décoction, parce qu'ils ſéjournent plus long-temps dans l'eſtomac.

&, pour ainfi dire, la conduire dans le chemin qu'elle doit fuivre & qu'elle a tracé elle-même dans les tempéramens vigoureux.

J'ai cité plus haut deux aphorifmes du père de la médecine, dans lefquels il dit que les hémorrhoïdes & les varices qui furviennent aux mélancholiques leur font falutaires. Duret, l'oracle des médecins de Paris, s'explique de la même manière, relativement aux hémorrhoïdes. François Valefio, célèbre docteur Efpagnol, confeille de provoquer les hémorrhoïdes, fi la nature y a quelque penchant. Boerhaave eft du même avis (89) ; mais comme il arrive fouvent que la nature ne paroît pas tenter cette voie de guérifon, c'eft alors que le médecin fe détermine, d'après les forces du malade, à la faignée du pied, ou à l'application des fangfues à l'anus. On peut encore effayer de rappeler le flux des hémorrhoïdes, fi le malade y a été fujet anciennement, par le moyen de fuppofitoires, dans lefquels ont fait entrer l'aloès. Hoffman veut qu'on provoque les hémorrhoïdes, ou qu'on tire du fang au pied (90). Les fangfues vont directemement au but qu'on fe propofe ; elles dégorgent les vaiffeaux qui environnent cette partie ; elles défempliffent les veines hémorrhoïdales, & elles diminuent ainfi la maffe totale des humeurs contenues dans les différentes branches de la veine-porte. Un des plus favans hommes qui aient exifté, & qui a fait un grand honneur à l'ordre des médecins, Stahl, qui avoit étudié la nature à la manière d'Hippocrate, avoit coutume de faire faigner du pied à chaque équinoxe une grande partie de fes malades. Tous les médecins favent qu'il employoit beaucoup l'aloès, & qu'il

---

(89) *In melancholicis attulit fæpè curationem fuperveniens tumentium valdè hæmorrhoidum fluxus.* Aph. 1110.

(90) *Hoc itaque naturæ confilium in avertendis his morbis medici meritò imitari debent, & vel hemorrhoides ad fluxum perducere, vel pedum venas aperire.* Hoffm.

Med. rat. t. 3, p. 258. Voyez auffi Cliffton Wintringham, *libro cit.* p. 61 ; & *Noviffima verifica, & partic. Hypochondr. Melancholiæ curatio & medela auctore Doct. Thoma A Murillo, &c.* Lugduni, 1672, in-12.

cherchoit

cherchoit souvent, par ce moyen, à établir un flux hémor-rhoïdal.

Il y a deux autres aphorifmes d'Hippocrate qui font favo-rables à cette opinion (91) : il dit dans le premier, que la dyfenterie foulage les perfonnes qui ont mal à la rate; & dans le fecond, que la dyfenterie (92), l'hydropifie (93), ou une violente émotion de l'efprit, eft falutaire dans la manie qui eft le produit de la mélancholie, *melancholiæ proles* (94).

Une autre voie de guérifon qui nous a encore été tracée par la nature, eft celle des purgatifs. On a vu des mélancho-liques, devenus maniaques, être guéris par des évacuations glaireufes ou bilieufes, ou d'une matière noire, épaiffe & glu-tineufe (95); c'eft ce qui a engagé Hippocrate à imiter la na-ture, en purgeant même fortement les malades attaqués d'a-trabile (96) : mais il y a quelques précautions à prendre. On doit donner des purgatifs plus forts dans l'hiver que dans l'été; & fi l'on eft obligé de prefcrire de puiffans cathartiques, il faut avoir foin de préparer les malades à la ma-nière des anciens, de les huméter par des alimens adou-ciffans, des boiffons mucilagineufes, des huileux & le lait: on aura auffi foin de donner quelques calmans le foir du jour où le malade aura pris le purgatif. Les anciens employoient les ellébores, mais ils les préparoient d'une manière qui nous

(91) *Lienofis accedens inteftinorum dif-ficultas, bonum.* Sect. 6, aph. 48; & Celf. l. 2, c. 8. *Lienofis bono tormina funt.* *Ex furore inteftinorum difficultas, aut hy-drops, aut vehemens mentis emotio, bonum.* Sect. 7, aph. 5.

(92) Mais il ne faut pas que la dyfente-rie dure long-temps; car elle feroit fuivie d'une hydropifie ou d'une lienterie mor-telle. Voyez Hippocr. fect. vj, aph. 43 ; Celfe, l. 2, c. 8. Voyez auffi Coac. fect. 3, n° 295; & Duret, p. 333.

(93) Toutes les fibres étant humeétées par l'épanchement des eaux, l'humeur atrabilaire eft adoucie; delà naît la ceffa-tion ou au moins l'adouciffement de la mélancholie : cependant plufieurs mélan-

choliques périffent hydropiques. Le car-dinal Saldanha, Portugais, périt à la fuite de chagrins & de peines d'efprit que lui avoient occafionnés les courtifans. Il fut mélancholique pendant deux ans: au bout de ce temps il fut attaqué d'une anafarque qui le fit périr. Le foie étoit plus gros qu'à l'ordinaire, & rempli de petits ul-cères, ainfi que les poumons & le cœur. (*Extrait des Manufcrits de M. Sanchès.*)

(94) Voyez l'explication de cet apho-rifme, dans l'ouvrage de Jean-Chr. Rieger, tome II, p. 336.

(95) Voyez Rivière, obf. 69, cent. 1.
(96) *Atra bile abundantes, largiùs per inferiora, fimili ratione adhibita contraria purgandi via.* L. 4, aph. 9.

G

eſt aujourd'hui peu connue (97); c'eſt par cette raiſon que ce médicament eſt abandonné de preſque tous les médecins : nous nous ſervons avec plus de ſûreté de l'aloès, du jalap, du méchoacan, enfin de tous les médicamens qui ſont réſineux & ignés; ayant ſoin de les éviter lorſque l'irritabilité ou la ſenſibilité des entrailles eſt portée à un point extrême; circonſtances dans leſquelles on doit travailler à diminuer le ſpaſme, la tenſion, l'irritabilité. Théophile de Bordeu em-

---

(97) Les anciens faiſoient un grand uſage des ellébores : ils employoient les racines de l'ellébore blanc & de l'ellébore noir en ſubſtance; & alors la manière dont il étoit plus ou moins groſſièrement pilé, diminuoit ou augmentoit ſon énergie, & varioit les effets qu'il produiſoit. Ils l'employoient en décoction, en infuſion, ou mêlé avec du miel, de l'oxymel ou d'autres médicamens; quelquefois on l'introduiſoit dans du raifort, que l'on piquoit avec de petits morceaux de cette racine, & qu'on faiſoit macérer pendant une nuit dans l'oxymel : on donnoit ce raifort à manger, après en avoir retiré exactement tous les morceaux d'ellébore. On préparoit avec ſoin le malade, avant de lui faire prendre ce médicament. Voyez Hippocrate, de diætâ, l. 1, §. 33 & 36, lib. de inſomniis; §. 6, de victu in acutis, §. 56, aph. 13, 14, 15, ſect. iv. Celſe s'exprime de la manière ſuivante : « On peut donner l'ellébore noir dans les maladies produites par l'atrabile, dans la mélancholie cauſée par la triſteſſe, & dans la paralyſie.» L. 2, c. 12; mais il ajoute, c. 13 : « Dans les maladies chroniques qui ſont graves, mais qui ne ſont pas accompagnées de fièvre, comme l'épilepſie, la folie, on ſe ſert de l'ellébore blanc. Il n'eſt pas avantageux de s'en ſervir en hiver ou en été; on s'en trouve très-bien au printemps, & paſſablement en automne. Avant de le donner, il faut avoir ſoin que le corps ait été préparé & humecté par des boiſſons abondantes, &c.» Aëce, Tetrabibl. ſerm. 111, c. 121, 122 & 123, & Arétée, de curat. diuturn. morbor. lib.

11, c. 13, ſont l'éloge des ellébores; mais ce remède eſt toujours difficile à manier, malgré les corrections faites par quelques modernes; & nous pouvons retirer des préparations antimoniales & mercurielles tout l'avantage que les anciens retiroient des ellébores. M. Hamon, D. M. P. l'employoit de la manière ſuivante contre les fièvres quartes rebelles, la mélancholie & l'épilepſie.
Prenez de fibres d'ellébore blanc, coupées menu, une demi-once.
de baies de génièvre, d'écorces d'oranges & de canelle, de chaque une poignée.
Mettez le tout dans une bouteille dont l'ouverture ſoit large, & ajoutez ſuffiſante quantité de vin pour qu'il ſurnage de quatre doigts.
Faites digérer au bain-marie pendant quatre jours, après avoir bien bouché la bouteille. Paſſez. La doſe eſt de dix gouttes.
M. Bacher, médecin de Thann en Alſace; nous a donné une bonne préparation de l'ellébore noir : elle eſt connue ſous le nom de pilules toniques. Ce remède opère des effets avantageux dans les maladies qui dépendent du relâchement de la fibre. M. Bacher a rendu encore un ſervice plus important à l'humanité, en ramenant le traitement des hydropiſies aux principes de la médecine. Voyez les Recherches ſur les maladies chroniques, par M. ſon fils, D.M.P. Paris, Didot, 1776, in-8. Voyez auſſi dans le Traité de melancholiâ & morbis melancholicis, le chapitre intitulé Appendix de veterum helleboriſmo.

ployoit le lait avec le plus grand fuccès; il paffoit enfuite à l'ufage des purgatifs, fans difcontinuer cependant celui du lait. » Les purgatifs & le lait donnés enfemble, dit ce célèbre » médecin, deviennent plus efficaces; car le lait détruit & » prévient le fonds d'irritation que laiffent après eux les pur-» gatifs; il difpofe également à l'effet critique. Quelquefois » l'ufage du lait feul prépare & facilite la coction; les purga-» tifs pour lors ne deviennent néceffaires que pour évacuer » la matière qui a été fondue; leur ufage habituel eft inutile: » donnés de temps à autre, ils opèrent la guérifon (98). « Si le lait ne paffe pas bien, il faut alors le faire prendre froid, ou le couper avec l'eau d'orge; on peut auffi le ferrer. Si, étant donné de ces différentes manières, l'eftomac ne peut s'y ac-coutumer, on y fupplée par des boiffons adouciffantes. Il faut obferver que le lait de femme & celui d'âneffe font pré-férables, pour l'ordinaire, au lait de vache (99).

M. Thomas Percival dit, en parlant de l'atrabile, que lorf-qu'il y a vomiffement de bile poiffeufe, que le pouls eft petit, prompt, qu'il y a délire, fanglot, foif, chaleur brû-lante, fétidité dans la bouche, difficulté de refpirer, il gué-riffoit avec l'infufion de féné acidulée de jus de citron, em-ployant en même temps la teinture de racine de Columbo à grande dofe (100).

Enfin on a vu cette maladie fe diffiper par un accès de goutte, par la fièvre quarte, par la fièvre aiguë (101), & lorfque la nature portoit vers la peau cette humeur fi fingu-lière, fous la forme d'éruption, de dartres ou de lèpre croû-teufe.

M. Toggenburger rapporte, dans une Differtation impri-mée à Berlin en 1761, l'hiftoire fuivante d'un jeune homme devenu mélancholique, à la fuite de chagrins domeftiques. Rien ne pouvoit l'émouvoir; il étoit infenfible aux mauvais

---

(98) Voyez le Traité des principanx objets de médecine, par M. Robert, t. II, p. 99; & Sydenham, p. 413.
(99) Voyez M. Lorry, t. II, p. 171

& fuiv.
(100) Effais, vol. II, p. 110.
(101) Voyez M. Lorry, t. I, p. 280, 281.

traitemens, à la faim, à la soif, & on avoit employé en vain
toutes sortes de remèdes, lorsque M. le docteur Mutzell ordonna de lui faire des incisions profondes aux bras & aux
jambes, & d'y insérer le virus de la galle : dès le second
jour de l'inoculation, le pouls devint plus élevé; le troisième
jour la fièvre s'annonça, & alla en augmentant jusqu'au
sixième : alors la respiration devint laborieuse. Le huitième,
la sueur & des pustules rouges couvrirent la peau; le malade, qui étoit taciturne, commença à parler; la raison lui
revint; enfin les pustules tombèrent en écailles, & le malade
guérit (102).

Je connois une femme méléncholique, qui est sujette,
plusieurs fois l'année, à des ébullitions universelles. Pendant tout le temps que dure cette éruption, toute les indis-
positions qu'elle éprouve par l'humeur mélancholique,
sont dissipées. J'en connois une autre, qui étoit, depuis
plusieurs années, renfermée à la Salpêtrière; elle fut trans-
portée à l'hôtel-Dieu pour cause de maladie : au bout
d'un mois, elle y contracta la galle, & sa tête est entièrement revenue quelques jours après l'éruption psorique.
L'application des vésicatoires peut suppléer d'une certaine
manière à l'inoculation de la galle.

---

(102) Peut-être auroit-on le même effet par l'inoculation du virus variolique.
Jusqu'à présent on ne s'est guère occupé
d'inoculer que dans l'intention de préser-
ver d'une petite-vérole de mauvaise nature ceux sur lesquels on a pratiqué cette
opération. Ne pourroit-on pas tenter,
soit dans la mélancholie, soit dans d'autres maladies rebelles à l'art de guérir,
l'inoculation de la petite-vérole sur les
personnes qui n'auroient pas eu cette maladie ? Je tiens le fait suivant de feu M.
le docteur Sanchès. Un médecin Espagñol
(M. de Torrès, connu depuis sous le nom
de comte de Moncade) traitoit, au mois
de juin 1749, un malade attaqué d'hy-
dropisie : il lui avoit fait prendre tous les
remèdes indiqués pour la guérison de

cette maladie, & toutes les méthodes
connues avoient échoué. Un jour que
son malade lui faisoit entrevoir qu'il re-
gardoit son état comme désespéré, il lui
demanda s'il avoit eu la petite-vérole.
Sur la réponse négative qu'il en reçut,
il lui ordonna de faire coucher avec lui
un jeune enfant qu'il traitoit alors de cette
maladie, & dont les boutons étoient
alors en suppuration. En peu de jours
l'hydropique fut attaqué de la fièvre,
& couvert de pustules de la grosseur
d'une noix, & remplies d'une eau limpide.
L'entreprise du médecin & la confiance
du malade furent couronnées d'un heureux succès : celui-ci guérit parfaitement,
& de la petite-vérole, & de son hydro-
pisie.

Je finis ces recherches, en difant un mot de la méthode du célèbre médecin de Vienne que j'ai cité plusieurs fois dans ce mémoire : je veux parler de M. Locher.

Après avoir employé les remèdes généraux, suivant les indications, tels que les faignées de différente nature, les véficatoires, les délayans, les émulfions nitrées & rendues calmantes par le moyen de l'opium, les purgatifs, &c. il fait prendre le matin à fes malades une infufion très-forte de fommités de millepertuis, à la dofe d'une chopine ; & une heure après le dîné, il leur ordonne une once & demie de vinaigre diftillé, qu'ils prennent en plufieurs fois, à la dofe d'une cuillerée tous les quarts-d'heure.

Ces médicamens agiffent par les fueurs ; & plus les malades fuent, plus tôt ils font guéris. Les autres fécrétions & excrétions, principalement l'évacuation menftruelle, font de même provoquées & rétablies.

Dès le commencement de l'ufage de ces remèdes, on vit difparoître le fymptôme propre aux maniaques ; le malade n'eut plus l'air égaré ni les yeux hagards. La cure de plufieurs malades a été complète en deux ou trois mois, & quelquefois en moins de temps.

Le même médecin s'eft auffi bien trouvé de la mixture fuivante, dont j'ai fouvent retiré de bons effets, d'après lui, dans l'épilepfie, & dans la fièvre maligne.

Prenez de camphre, un demi-gros.

      de fucre,

      de mucilage de gomme arabique,⎱ de chaq. 1 gros.

Triturez enfemble dans un mortier de verre.

Ajoutez : de vinaigre chaud, une once.

      d'eau de fleurs de fureau, une once.

      de firop de coquelicot, une once.

On ajoute quelquefois à cette mixture trente gouttes de laudanum liquide de Sydenham (103).

Il y a plufieurs remèdes vantés pour guérir la mélancho-

---

(102) Voyez *Maximiliani Locher Obfervationes pratticæ*, pag. 42, 66 & 68.

lie, dont je n'ai fait aucune mention dans ce mémoire, parce que je ne m'en suis pas servi ; entre autres la pierre arménienne & l'épithym. On peut consulter l'excellent ouvrage de M. Lorry, qui a traité amplement des vertus attribuées par les anciens & par quelques modernes à ces deux médicamens.

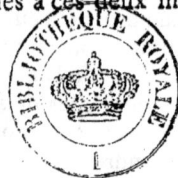

F I N.

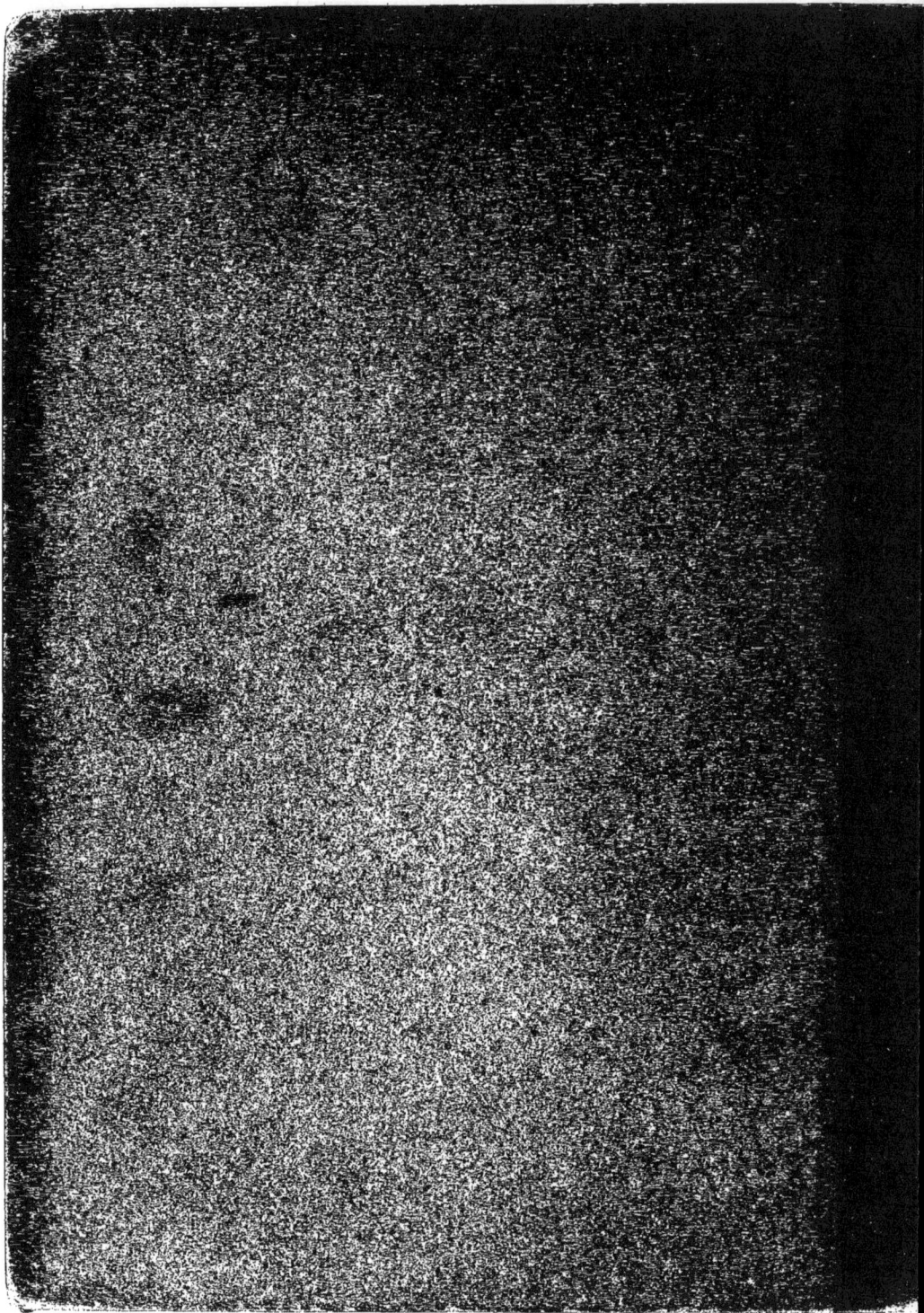

www.ingramcontent.com/pod-product-compliance
Lightning Source LLC
Chambersburg PA
CBHW032309210326
41520CB00047B/2372